精神科医 島崎敏樹

人間の学の誕生

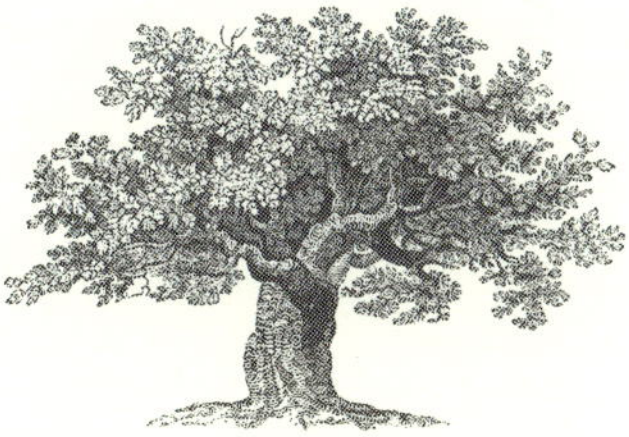

井原裕

東信堂

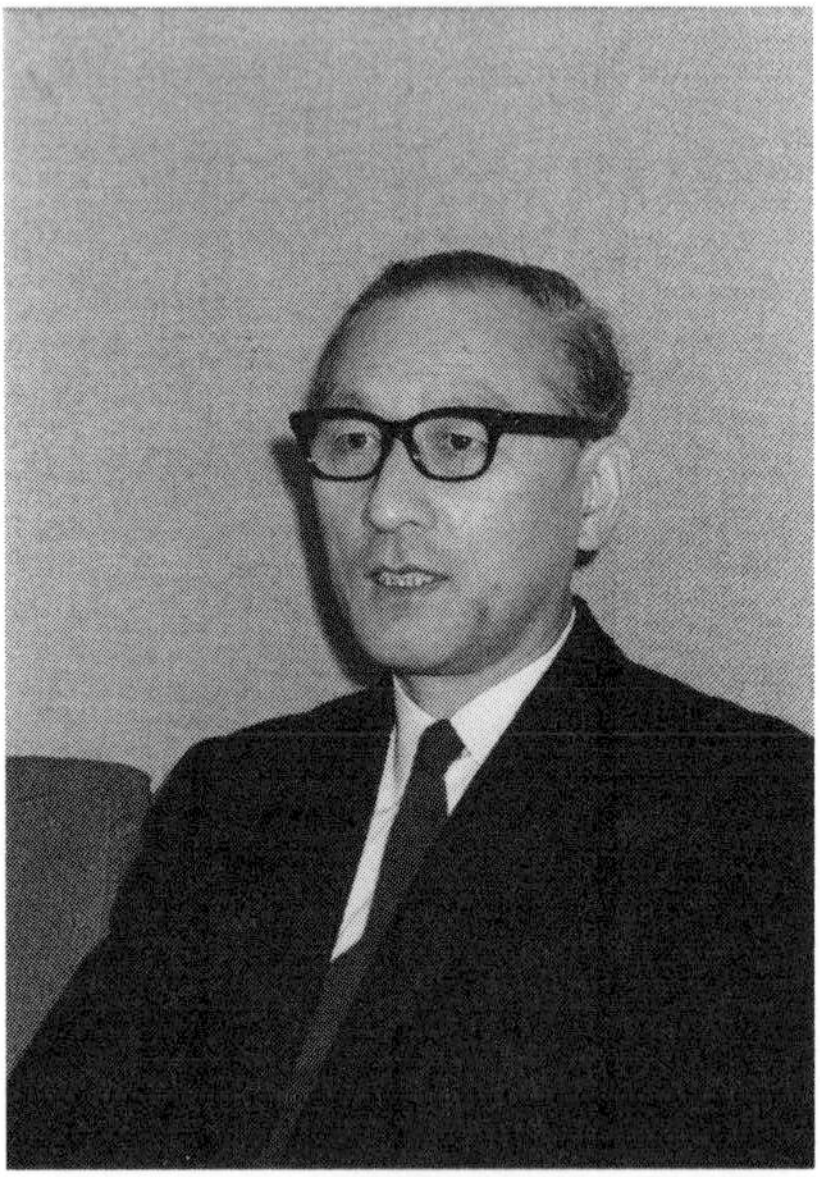

島崎敏樹

（島崎哲氏提供）

推薦の辞――「心で見る世界」の開拓者

この国の精神医学が、文明批判、人間観の一方法として発言権を持つようになったのは、そんなに古いことではない。

明治以来、「精神病学」として、とりわけ脳研究を主とする生物学的精神医学が主流を占めていた日本の精神医学に、精神病理学という方法を定着させ、精神病理学という投光機を通じて、人間と社会のあり方を浮かび上がらせるという試みを行ったのが、島崎敏樹教授であり、『感情の世界』『心で見る世界』などの名著を通じて、その方法はこの国の知的世界全体に大きな影響力を与えたのである。その島崎教授が東京医科歯科大学教授として、精神科医たちの養成に当たられたことの意味の大きさをいくら強調しても足りないであろう。

筆者自身、島崎教授の『感情の世界』を読み、入局に当たって島崎教室を選び、その指導を受ける機会に恵まれたことを一生の宝として抱きつづけて来た。なによりも島崎教授の方法は、現象学的人間学の立場に立って、人間をあれこれの方法で分解して細分化するのではなく、全体的にすくい上げ、その生きがいを浮かび上がらせるものであった。そして、それを支えたのがその文章力であった。私たち弟子は、島崎教授が、あの『おさなものがたり』のような童話の作者であり、『破戒』『夜明け前』『東方の門』の著者である島崎藤村の甥であることは知っていたし、その日本人離れのした白皙の風貌、その鋭いちょっと皮肉な知性と鋭敏な感性を少し距離を置いて、仰ぎ見るような感じで接していたものである。後年、定年を前に大学を退かれてからもその作品で「心の目で見る世界」を私たちの前にくりひろげ、高弟である宮本忠雄教授などの俊秀を生み出し、世の中に送り出すのを見て、「私の選んだ先生を見て下さい」と言いたいような誇り高い感情を抱かされて来た。島崎先生は私たちが自慢にする師匠であったが、その精神形成の秘密を解明するというところまで思い及ばないうちに、早く大学研究室を離れ、この世を去ってしまわれたのである。

その後、精神科医たちによる人間観、社会批判、文明批評は盛んになり、ときには「出版精神医学」との陰口もきかれ、ときには学問という出発点を全く離れてしまっているものまで見られるようになった現在、その「心で見る世界」という方法的原点に当たる島崎敏樹教授の精神形成と作品形成の秘密に、できるだけ一次資料によって迫ろうという井原裕氏による力作が世に問われることになった。それにはご令息の島崎哲氏による協力が大きな力になっている。私たちは、孫弟子に当たる井原裕氏の長年月にわたる努力に感謝しなければならないし、この時点で「知の巨人」であった島崎敏樹教授の足跡を振り返ってみることの意味を深く感じざるを得ないのである。

二〇〇六年九月四日

筑波大学名誉教授
帝塚山学院大学人間文化学部教授
国際医療福祉大学客員教授

小田　晋

まえがき――読者のみなさんに

人間とは何か、人の心とは何か、生きていくとはどういうことか。そういった疑問を抱いて、精神医学に興味をもつ人は少なくないと思います。小著は、そのような疑問に最初に答えようとした精神科医、島崎敏樹に関するものです。

島崎敏樹は、わが国の精神病理学(心を理解する学)の揺籃期に活躍した人です。島崎は、近代文学の立役者島崎藤村の血を引きつぎ、繊細で、病的なまでに研ぎ澄まされた感受性をもち、人々の心を洗練された名文で表現しました。

小著では、島崎敏樹の生涯と業績をふりかえり、その歩みを通じて、今日の精神病理学を史的観点から再考してみようと思います。そして、島崎に影響されてこの世界に入った私自身の来し方を見つめ、これから精神科医としてどうあるべきかを考えてみることとします。

多分に個人的な作品となってしまいそうですが、精神医学を通して人間について考えてみたい人の関心に供することができれば幸いです。

越谷にて

井原　裕

謝辞

資料収集に際しては、島崎哲、笠原嘉、加藤敏、西原和美、野澤詠子の諸先生に多くを負いました。

また、阿部裕、新井平伊、市川忠彦、井上令一、小田晋、澁谷治男、花村誠一、ハーマン・E・ベリオス、的場政樹、守屋裕文の諸先生、諸学兄から多大な学恩を賜りました。

宍戸修先生のご助言と下田勝司様の温かい励まし、井原園子、井原庄司、井原容子の三名の協力に、支えられてきました。

以上の皆様のお力添えなくしては、本書は実現しませんでした。記して心からの謝意を表します。

最後にこの小著を故宮本忠雄先生に捧げます。

目次／精神科医　島崎敏樹　——人間の学の誕生——

（装丁　桂川　潤）

精神科医　島崎敏樹

——人間の学の誕生——

第Ⅰ章　島崎敏樹という精神

一　忘れられた精神医学者

1　「静寂の声」を聞く

ドイツの教育心理学者シュプランガーが、その代表作の『青年の心理』の中で引いた一人の少女の手記がある。「わたしは今、静寂の中へ聞き入っています」。手記の一節にそう書いてあるが、この一節だけでもって、この娘がもう少女期を終えて、青年の時代に入ったことが分かる——子供は静寂の声を聞くことができないからだ。そうシュプランガーは述べた。

子供の心は素朴に外へ向かっているから、外から音や声が来ればそれを聞く。しかし、物音も人声もないところで、ひっそりと独りでいながら、自分の内心と対話したり、心の内部世界を見つめたりする能力はまだない。

この端正な文章に見覚えはないだろうか。一九七〇年代に使われた、明治書院の高校教科書『現代国語一』[1]からの抜粋である。「静寂の声」を論じるその文章自体が、あたかも、静寂のなかから聞こえてくるかのようである。教科書のページをめくって、この部分に来ると、突然、それまで鳴っていたBGMが消えたかのような、あるいは、エアコンのスイッチが切られたかのような、そういった、突然の静謐の印象……。そして、そこからゆっくりと低い声で語り始める落ち着いた口調……。

「陽気な現代」と題されたこの文章の著者は、精神病理学者島崎敏樹(一九一二―一九七五)である。この文章に接した当時、私は、高校生であった。その後、医学部を出て精神科医となった私にとって、島崎は、職業上の最初の先達ということになる。もちろん、高校生当時の若い身空には、精神科医という仕事がどういうものかわからなかったし、精神病理学が何を研究する学問かなど知るよしもなかった。「陽気な現代」の著者が白衣を着て診察をしている姿など、想像出来なかった。私にとって、島崎敏樹は、むしろ、教科書で出会う「国語の先生」であり、「人間とは何か」「生きるとは何か」を教えてくれるもっとも身近な「人生の師」として映っていた。

私は、最近知って非常に驚いたことがある。それは、島崎敏樹が受験界において、いまだに「現役バリバリ」であることである。島崎は、没後すでに久しく、今日では、精神医学会で言及されることも稀であり、かつて私のこころをとりこにした存在を、今ではだれも思い出す人すらいないのかと思っていたが、この点は誤解であった。

たとえば、二〇〇一年の大学入試センター試験「国語一」は、第一問に島崎の代表作『心で見る世界』[2]からの抜粋を出題している。関西のある予備校は、この試験の数ヵ月前に模擬試験で島崎のほぼ同じ文章を出題しており、ホームページ上で「ズバリ的中！」と、高らかに勝利宣言をしている。それ以外にも、毎年のようにどこかの大学で島崎の文章を出題しているらしく、受験参考書は、島崎の文章を現代文の典型としてかかげ、入試問題頻出作家として、注目を向けさせている（例『新過程版　理解しやすい現代文・表現』、文英堂）。この、三〇年前に亡くなった精神医学者は、受験生たちにとっては、いまだに生きていて、みずからの運命を決する場に出没する存在であるらしい。

とはいえ、島崎敏樹は、受験生だけに独占されるべき存在ではない。島崎の文章は、受験生諸君に注目をうながすだけではなく、私たち読む者すべてに畏怖の念を覚えさせる知的な魅力にもあふれている。

さて、高等学校に二度入学し、いずれも中退を余儀なくされた萩原朔太郎は、学校に恨みをこめつつ、つぎのように嘆息している。

たいていの学生は、教科書について考えている。宇宙において、これほどにも乾燥無味の書物はないと。けれどもまた、必ずしもそうでないと言う日がくるであろう。彼らにして学校を廃め、今一度、試験の心配なしに読んだならば！（『虚妄の正義』より）[3]。

たしかに教科書には、読み捨てるには惜しい名文も含まれていた。島崎などは、明らかにその一人であり、試験準備の一環として、いやいや読まされる無味乾燥の文章家ではない。今一度、試験の心配なしに読んでみよう。凛冽な緊張をはらんだ透明な印象、端正なリズムと簡潔な表現のおりなす微妙な旋律、諸学の多様な知見を調和へと包みこむしなやかな感性、こうした瞠目すべき美しい世界を作り出す、「島崎敏樹」という知性は、いかにひかえめにみても尋常な存在ではない。

2　多様な側面をもつ思想家

島崎敏樹は精神医学界の鬼才であった。アカデミズムにおいては、島崎は、人間を「個々の症状の寄せ木細工としてでなく、人格の深みから孤立化していく人間像としてとらえなおそう」（臺弘）[4]とする学風で知られていた。この「人間の研究」としての精神医学は、今日では「精神病理学」という名で呼ばれる一分野として確立しているが、島崎の時代には、学会もなければ、専門誌もなかった。学問としては黎明期以前の状態にとどまっており、島崎ゆかりの文学者島崎藤村の小説に託していえば、「夜明け前」の状態であった。

東京医科歯科大学初代教授としての島崎は、「精神分裂病における人格の自律性の意識の障碍」の論文で知られている。この島崎の代表作は、精神病理学の嚆矢となり、「ファントム空間論」の安永浩や『初期分裂病』論と宮崎勤鑑定で知られる中安信夫ら理論派の後学に与えた影響は大きい。直接の影響下から、『精神分裂病の世界』の著者の宮本忠雄が輩出され、その流れは今日の加藤敏にまで続いている。

島崎は、アカデミズム外の人にとっても、なじみのある精神科医であった。島崎は、「象牙の塔」から出て、一般読者に語りかけた最初の精神医学者であり、戦後を代表する文化人の一人であった。『感情の世界』[5]『心で見る世界』[6]『生きるとは何か』[7]などの数々の著書は、精神医学、脳生理学、動物行動学などの広範な知見をもとに、独自の人間観を開陳したものであり、学生、知識人を中心に熱心な読者を獲得した。心理学、精神医学の学識をふまえつつ、それにとらわれない立場から、人間を見つめ、現代を考えるリベラリストとして、宮城音弥、神谷美恵子らと並び称された。その一方で、島崎は、串田孫一とともに、美男の随想家として『青春の自画像』[8]という甘美なタイトルの本を出し、愛を詠い、人生を論じ、音楽に思いをはせて女性ファンを魅了したダンディーでもあった。他方で、このロマン派の学者は、硬派の論客としての一面もあり、丸山真男、竹内好、前田陽一らとともに、戦後日本の被占領心理を憂いたこともあった。[9]島崎は、医学の一分野の枠にはとどまらないスケールをもっていたのであり、その真骨頂は、多様な側面をもつ思想家としてこそ発揮されていた。

3　書架の前での再会

私は、島崎敏樹の名に魅かれて精神医学の世界に入った者の一人である。
一九七八年の夏、筑後平野を見晴らす高台の校舎の一室で、私は、孤独な作業に従事していた。高校の一年生であった私は、図書室で岩波新書、中公新書の棚を前にして、片端から一冊一冊めくっていった。中身を熱心に読んだわけではない。就職情報誌のページをぱらぱらとめくる感覚であった。

私の高校は、最近、ＩＴ関連の著名な実業家を輩出したことで話題になった。ときたまユニークな人材を輩出するけれど、本質は、田舎の進学校であり、進路指導は、どうしても成績をみて、はいれそうなところに割り振る方法に傾きがちであった。

私は、大学の選択が将来の職業をほぼ決定するということくらいは、漠然とわかっていた。高校の成績と予備校の出す偏差値で進学先を決めるやり方は、若輩者の心にもまことに危険な方法のように思えた。「とにかく、世の中をしらなきゃ」、それが、将来設計の第一歩として、一五歳の若い身で精一杯考えたことであった。

当時、私の高校では現代国語の若い教師が、図書室の充実に情熱を傾注していた。教科書に出てくる作家で個人全集の出ている人の作品は、だいたい読めた。ただ、読書家ではあっても、かならずしも文学好きではなかった私は、充実した個人全集の書架にはあまりよりつかず、むしろ、学者が一般向きに書いた新書を好んだ。「受験のプレッシャーに巻き込まれる前に、世の中にどんな職業があるのか、ひと通りサーベイしておこう」。そう思った私は、一学期の期末試験の終わったひまな時間をなじみの書架の前で過ごしてみることにした。

漠然と知的な仕事にあこがれていた私は、文学、哲学、歴史、心理学、社会学、経済学などいろいろな学問が世の中にはあって、それぞれに学者という存在がいて、熱心に勉強しているらしいということはわかった。ただ、それら学問というものが、いかにも生活感がなく、生身の自分の問題と関係しているようには思えなかった。また、率直にいって「食えるのだろうか」という疑問も感じた。

そのようなときに、島崎敏樹に出会った。「再会した」というのが本当かもしれない。現代国語の教科書ですでに知った存在であり、文章の格調さに魅了された私は、そもそも彼の著作を読み込んでみたいと、授業中に思っていたのである。図書室で岩波新書、中公新書の、『感情の世界』『孤独の世界』『心で見る世界』『生きるとは何か』を読んでみた。非常に満足した。「自分の求めていたものはこれだ」という実感があった。精神医学に関心をもつようになった。将来の進路としての医学部を、現実的なものとして考えてみようという気になった。「精神科医とはいえ、医者だろう。多分食えるはずだ」と、若造にはずいぶん醒めた予想も手伝っていた。

4 「人間の学」の可能性

島崎敏樹は、今思えば精神科医のなかでも際立った才人であり、精神科医にならなくても、人文科学のどの分野でも一流の仕事をしたであろう。しかし、当時の私は、島崎の人間観が彼の専門に由来するのではないかと考えた。島崎の一連の著作を読んで、巻末に記載されている著者の専攻を見て嘆息した。「これが精神病理学なのか！」と。こうして、私は、「精神病理学」という未知の領域に強い関心を抱くようになった。それが、医学のなかのマイナーである精神医学のなかでも、さらにマイナーな、学問的基盤すら脆弱な分野であるということは、知りようがなかった。

島崎の著作に影響された私は、そもそも、「人間の研究」としての精神病理学に期待を抱いていたのであった。島崎の著書は、価値や意味を問うことのない「狭義」の医学論文ではなく、人間の本性を直接のテーマとする「人性の書」であった。高校生の頃の私が島崎から学んだことは、人間を感情と認識の錯綜体として見ることであり、「畏怖すべきもの」「スピリチュアルなもの」として、畏敬の念をもって眺めることであった。私は、あらゆる学のなかでもっとも「人間的なもの」をあつかう学として「精神医学」を考え、そのなかでももっとも「精神的なもの」を対象とする思想家として島崎敏樹をとらえていた。つまり、パスカルやアランのフランス・モラリスト哲学を読むように、ショーペンハウエルやニーチェのアフォリズムを読むように、あるいは、三木清の『人生論ノート』や森有正の随想を読むような、そういった人間的関心をもって島崎敏樹に熱い視線をそそいでしまったのである。

島崎により精神病理学のイメージを与えられた私は、「自分が考えたいと思うことが、精神科医という名で呼ばれる職業で実現できるかもしれない」という期待を抱いて、精神医学を志した。そして、砂を噛むような医学部生活を終えてついに精神科医となったとき、精神医学が自分のイメージと大きくへだたっているのを見て愕然とした。考えてみれば、当たり前のことではある。

しかし、愕然としたのは未熟な精神科医だけではなかったらしい。島崎自身が学界を愕然とさせていたようであった。「学風をしたって、彼の許には各地の大学から俊秀が集まってきたのに、彼自身は五十代半ばにして今度は精神医学から抜け出して、さらに広い世界に身をおこうとした」(臺弘)[10]。すなわち、かつてあれほど多くの若者たちを魅きつけた「精神医学の具現者」その人が、とっくの昔に学界を去っていたのであった。そして、現役の学者たちは、かつての指導者に対し、沈黙に近い態度で応じていた。

学界は、落伍者に対する白眼と裏切り者に対する悲憤をもって島崎を見ていた、というわけでは、けっしてなかっただろう。しかし、たしかにいえることは、アカデミズムが島崎の業績をもてあましたということ、島崎の著作の精神的な価値を評価するには、アカデミズムのレディ・メイドの概念枠では十分ではなかったということである。「精神」医学とはいえ、それは、医学の一分野であって、精神的・思想的な作品を賞玩する場ではなかった。結果として、島崎の名が、精神医学界で言及されることは皆無であった。

島崎敏樹の文章に精神医学の幻影を見た私は、おろかだったのかもしれない。学界を去った島崎は、科学の殿堂をあえて避けて、玉石の混交する作家の集団に身をゆだねたアウトサイダーにすぎなかったのだろうか。島崎の早すぎる引退の謎は、早逝とともに解明の道をとざされたようにもみえる。『感情の世界』以後の一連の著作は、「精神医学の業績」とみなされることはほとんどなかった。

5　島崎敏樹という精神

本書は、精神医学者島崎敏樹の業績をあつかう。その際、主著『人格の病』のみならず、『感情の世界』以後の、一般には「非専門的」とみなされる業績をも考慮に入れて、「忘れられた精神医学者」の思想の可能性をさぐろうと思う。

ひかえめにいっても、島崎が本邦で最初の独創的な精神病理学者の一人であったことは、間違いない。島崎の業績は、先駆も、後継も、精神医学者のなかに見出すことのできない独立峰であり、次世代精神病理学の旗手であった宮本忠雄、木村敏らの人間学的現象学的精神医学とは似ているようで似ていない。精神分析とも社会精神医学とも異なり、ましていわんや、今日の計量精神医学とは縁もゆかりもないであろう。「島崎敏樹という精神」には、今日の私たちが、科学情報の洪水のなかで見失いつつある人間の実像を再発見する可能性が秘められているようにも思われるのである。

［文献］

1　島崎敏樹「陽気な現代」（『現代国語一』、明治書院、一九七七）
2　島崎敏樹『心で見る世界』（岩波書店、一九六〇）
3　萩原朔太郎『虚妄の正義』（講談社、一九九四。原著は、第一書房、一九二九）八九頁
4　臺弘「島崎敏樹君の思い出」（島崎敏樹先生追悼文集刊行編集委員会編集『心で見る生涯――島崎敏樹先生追悼文集』、四〇―四二頁、東京医科歯科大学精神医学教室、一九七七）四一頁
5　島崎敏樹『感情の世界』（岩波書店、一九五二）
6　前掲2参照
7　島崎敏樹『生きるとは何か』（岩波書店、一九七四）
8　串田孫一、島崎敏樹『青春の自画像』（学生社、一九六一）
9　丸山真男、竹内好、前田陽一、島崎敏樹、篠原正瑛座談会「被占領心理」（『展望』一九五〇年八月号、四八―六三頁、一九五〇）
10　前掲4参照、四一頁

二　心で見る精神科医、その生涯

1　幼少の島崎敏樹

島崎敏樹は、一九一二年、東京根岸に西丸家の次男として出生した。長兄は、精神病理学者の西丸四方、弟は、食生態学者の西丸震哉である。

母方の木曽馬籠の旧本陣島崎家では嫡子が夭折していたため、出生時から島崎家の家督を継ぐ予定で、「敏樹」と命名された。ちなみに曽祖父は「正樹」(島崎藤村『夜明け前』の青山半蔵のモデル)、その四男の藤村は本名を「春樹」という。

幼少期の島崎敏樹は、父の仕事の関係で、東京から、大泊、大阪と移り住んでおり、大阪では、母の叔父(渡仏中の藤村)の娘と幼年時代を送ったことがある。その後、東京の青山に移り、八歳時に「島崎」に改姓。麻布中学から一浪して、今の東大の医科コースに相当する一高の理乙に入っている。

2　東大医学部から精神医学へ

一九三七年、東京大学医学部を卒業。卒前は、すでに精神科医となっていた兄の西丸四方に、「誰も行かない歯科に行く」などといっていたこともあったらしい。しかし、結局、兄の後をついていくように、しかし、兄に相談するでもなく、精神科に進んだ。当時の東大精神科は、主任教授が内村祐之、同期には、臺弘、猪瀬正、加藤正明、江副勉らがおり、脳研究施設には東北大から移ってきた懸田克躬がいた。島崎は、まず、脳組織病理学者としてスタートし、猪瀬正とともに精神薄弱の病理解剖に従事した。

しかし、三九年から四年間の松沢病院勤務の頃から、徐々に関心を、「脳」からではなく「心」から見た精神医学のほうに移していた。とはいえ、この「精神病理学」と呼ばれる心の研究は、戦中は、学界でも市民権を得ておらず、研究発表の機会とてなかった。その後、一九四四年に新設された東京医学歯学専門学校(現在の東京医科歯科大の前身)の初代教授となった。

戦後になって、堰をきったように分裂病(統合失調症)の心理をめぐる論文を発表し始めた。まず、一九四八年から三年にわたり『思想』に「人格の病」を連載し、四九年から五〇年にかけて『精神神経学雑誌』に「精神分裂病における人格の自律性の意識の障碍」を発表した。これらの業績と西丸四方の『幻覚』(一九四八)、村上仁『精神分裂病の心理』(一九四三)などがあいまって、本邦の精神病理学は黎明期をむかえた。

3　精神医学をこえた人間の理解へ

しかし、島崎の関心は、戦前からすでに狭義の精神医学をこえて、広い視座から「人間」を理解することにあった。処女論文「人間的分化機能の喪失を来たした癲癇痙攣性脳損傷例」(『精神経誌』四三、一九三九)は、クレッチマーの「失外套症候群」(一九四〇)の命名に先立つ独創的な業績であるが、その神経学的論文ですら、「人間的分化機能」をめぐって「人間の探求を志向」(秋谷たつ子の指摘)したものであった。最初の精神病理学論文「人格の病」の発表の場は、医学雑誌ではなく、哲学の雑誌であったし、そこで島崎は、「人間とは何か」「自由とは何か」といった、個別科学の埒をこえた、根源的な問いを繰り返し発している。島崎は、到底「医学者」の枠に収まりきれないスケールをもっていたのである。

一九五二年には、一般読書界へのデビューとなる『感情の世界』[1]を刊行し、幅広い読者層を獲得した。この著作は、従来哲学、文学の管轄であった「人間の探求」に対し、精神医学のみならず実験心理学、動物行動学、大脳生理学などの科学的知見をも織り込んで、彫琢を重ねた透明な文体で表現した珠玉の名編であった。

以後も『心で見る世界』[2]『心の風物誌』[3]『幻想の現代』[4]を刊行し、戦後の代表的な文化人として、医学界を越えて世に知られることとなった。しかし、かつての教え子にして畏友の神谷美恵子に「僕はもういいかげんで切り上げて、もっと明るい世界へ出て行きたいと思います」とも語っており、徐々に狭義の医学と袂を分かつことを考え始めていたらしい。
一九六七年、東京医科歯科大学を五五歳の若さで唐突に退官。その後は、成蹊大学教授、田中千代学園短大教授などを歴任しつつ、一九七〇年に『孤独の世界』[5]『心の四季』[6]一九七二年『人間世界への旅』[7]を出版。膵臓癌患者の心理を克明に記述した『生きるとは何か』[8]を一九七四年に岩波から出し、その翌年三月、みずからも胃癌・膵癌となり急逝した。享年六二歳、思想家としての絶頂期であった。

4　兄の見る島崎敏樹

西丸四方は、弟島崎敏樹の生涯をつぎのように回想している。

弟と私は、学問の上では相談し合い、話し合ったことは全くなかった。同じ精神医学をやることになったのも各々全く自律的に定めたことである。運命によって弟は、精神薄弱の解剖学から、私は傑出人脳のそれから仕事をはじめたが、何れもいつのまにか精神病理学に自律的に転じてしまった。蓋をあけてみると精神分裂病の体験を一方は人格の側から、他方は意識作用の側から眺めていた。表現のやさしいのは双方にているが、一方は文体を練りに練り、他方は書き流しであった。共同の仕事はヤスパースの翻訳のみである。

非常なちがいは、弟はスマートで見通しがよかったのに、私は泥くさく見通しがつかずに泥にまみれたことである。五五歳で退職したのはその後しばらくして起こった大学紛争のぶかっこうな波に呑まれないためであったとよく人はいう。私はその大浪に呑まれて不格好にも放逐されてしまった。弟はその病気まで見通して、病気にならないうちに絶筆の書を配った。私は弟の死後一ヵ月で手遅れの癌とされ、腹を割くとそれは幻であることがわかったので、まだ生きながらえている。これは戯画である。弟の品のよい生真面目さは島崎家の伝統をひき、私の泥くさい戯れは西丸の伝統をひく。共通するところは、一所懸命生きてきたということであろうか。[9]

[文献]

1　島崎敏樹『感情の世界』(岩波書店、一九五二)
2　島崎敏樹『心で見る世界』(岩波書店、一九六〇)
3　島崎敏樹『心の風物誌』(岩波書店、一九六三)
4　島崎敏樹『幻想の現代』(岩波書店、一九六六)
5　島崎敏樹『孤独の世界』(中央公論社、一九七〇)
6　島崎敏樹『心の四季』(読売新聞社、一九七〇)
7　島崎敏樹『人間世界への旅』(毎日新聞社、一九七二)
8　島崎敏樹『生きるとは何か』(岩波書店、一九七四)
9　西丸四方「あとがき」(島崎敏樹『人格の病』二五一―二五六頁、岩波書店、一九七六)二五六頁

三　精神科医をあえて選ぶ

1　内なる「変人性」

精神科医は、誰もがみな、同じ質問を何度も受ける。「なんで精神科医になったのですか?」と。この質問には、「なんでまた、よりによって精神科などを?」といった、多少の非難と軽蔑と好奇心がこめられている。精神医学は、医学のなかでも際立って異色である。内科、外科、小児科、産婦人科など医療分野はさまざまであるが、これらはその多様性にもかかわらず、共通するものがある。医学一般に通底する考え方、病理への接近の仕方、治療の理念がある。しかし、精神科は、それら医学一般とは大きく異なっている。精神科医になるためには、医学の基本的な思考パターンから脱却しなければならない。医学の他の可能性を放棄しなければならない。学生時代に医学全般を学び、かつ、精神科医を選択するとすれば、きわめて多くのものを失う覚悟が必要である。数ある医療分野をすべて捨てて、精神科をあえて選ぶとすれば、その人には、よほどの理由があるのであろう。精神科医には、そもそも変わり者が多いというイメージをもたれがちだとしても、不思議はない。

ドイツの精神科医ホルスト・ガイヤーは、同業のホッへのつぎの言葉を紹介している。

精神病院は、好んで辺鄙なところに建てられた。狂った心を、田舎の静けさと隠遁生活で治そうというわけである。この隔離の効き目は、患者にはなくて医者だけにあったようである。医学のなかで、年よりの精神科医ほど変人が集まっている分野はない。今ではもう見られないが、私の修行時代の学会には、こういう先輩の代表者たちがよく顔を出していた[1]。

かつて郊外に位置した精神病院は、その後住宅地に吸収された。隔離されていた患者たちは、地域へと復帰するようになった。こうして時代が変わり、精神医療が変わり、精神病患者たちが変わっても、依然として変わらないものがある。それは、「精神科医には、変わり者が多い」という万古不易の真理である。

ホッへの右記の言葉には注釈が必要である。変人は、「年よりの精神科医」だけではない。かつては良識的な若手医師を演じていた修行時代の精神科医も、経験を経て、学界の先達として振る舞うようになったときには、ほぼ例外なく変人としての本性を現すものである。年よりの先輩たちを変人あつかいする精神科医は、しばしば、それによってみずからの変人性を棚にあげる。斯界の権威者となったホッへは、「俺はまともだ」との確信をこめて、「(変人は)今ではもう見られない」と断言した。しかし、この自覚を欠いた発言は、病識のない精神病患者にも通じるものがある。客観的に見れば、今も昔も、精神科医たちはいずれ劣らぬ変人であり、まさに「一つ穴のむじな」なのである。「精神科医には、変わり者が多い」。このテーゼは、当事者にとっては、医学に対する違和感、医学生や先輩医師に対するなじめなさとして自覚される。端正な風貌の模範生として振舞っていた島崎も、じつは、内面ではみずからの「変人性」に気づいていた。普通の医学生たちとは違う感じ、医学部の雰囲気になじめない違和感を抱いていた。実兄の西丸四方は、つぎのように述べている。「私たち兄弟が四十年も前に、当時ほとんど問題にされなかった精神医学に志したのは何も目的があってのことではない」「医学を学んでみればなんの興味もわかない。結局一番医学らしくないところへ、相談しあったせいでもなく、行ってしまったわけであろう」[2]。島崎の将来選択も、たぶんに消極的な動機による。

2　一高医科の居心地の悪さ

島崎は、学生時代の自分を『心の四季』[3]において、つぎのように回想している。

いまの東大の医科コースにあたる一高の理乙を受験して、一年浪人した上でどうやら入ったのは、別に医科へすすもうという先々のもくろみがあってのことではなかった。とにかく一番むずかしいところへ自分をぶつけてみよう、自分の能力がどれだけあるかたしかめよう、そんな気持ちがさきだっていたから、攻撃目標はもちろん一高ひとつにしぼられる。そしてまた、一高でも一番厄介な医科コースでなくてはいけない。

（中略）

能力をためすための標的としてねらいをつけた一高医科にやってきてみて、私は大変な見込みちがいをしていたのに気がつきだした。

精神的にまだ幼い身柄のことで、なぜそうなのか正体はみぬけないけれども、とにかく居心地がわるいのである。まわりのしあわせな天下の一高生たちの生態が、なにかまるで私をおきざりにした、ずっと遠方の世界のありさまに見え、私はしょんぼりしてしまった。

私は担任の先生のところへでかけ――数学の先生で、金属的な声をはりあげる脱俗の風のある人物だったが、とにかく担任なので、困りはてた話をきいてもらいにいった。

それならば文科へいけばよかったですね。数学の先生はあっさりそう解決してくれたが、問題はそこにもあったようでもあるし、あとになって追々わかってみると、結局は一高にきたことがまちがっていたらしくもある。

どうしてもなじめない異様な人種のなかへなげこまれて、やむなく私はちぢこまって自分なりの居場所をつくり、三年のあいだたてこもった。[4]

実際には、「天下の一高生」も多くは、一高の何たるかを知らずに受験する。島崎同様に自分の能力を試すために、一高をめざすにすぎない。サッカー選手たちがワールド・カップをめざし、高校球児たちが甲子園をめざすように、秀才たちは難関校をめざす。

しかし、「一高生」の「一高生」たる所以は、半端な気持ちで入っても、ひとたび入ってしまえば、そこの価値観を敬意をもってうけ入れ、みずからのあり方を人々の期待する「天下の一高生」像に抵抗もなく適合させてしまえる点にある。この柔軟性を従順さとしてみて、劣等感の裏返しの権威主義をそこに読み取ることもできなくはないが、多くの一高生は、それほど屈折してはいない。一高生たちは、少なくとも実力で難関を突破してきている。三木清が「一種のスポーツとして成功を追及する者は健全である」[5]と述べたように、一高生たちの多くは、楽観的な成功主義を奉じている。甲子園で活躍して自信をつけた高校生が誇らしげにプロをめざすように、天真爛漫な向上心をもって階段を一歩でも上がろうとするのである。

島崎には、それができなかった。島崎には、次第に「結局は一高にきたことがまちがっていたらしくもある」と感じられるようになる。島崎の目には、一高生たちは「どうしてもなじめない異様な人種」として映っていた。こうして、島崎は、「ちぢこまって自分なりの居場所をつくり、三年のあいだたてこもった」。

3　違和感からの脱出

しかし、まもなく、島崎は、みずからの疎外感が医学、とりわけ医学に不可欠な自然科学的な認識に対する違和感であることに気づき始める。最終的に、医科三年のときに出会ったクロード・ベルナールの『実験医学序説』が、「その後の私の生涯をきめる一つのよすがとなった」のである。

青年のことなので、そのころ私は手あたり次第の乱読を——高等学校の時代からまだ続いていた乱読をしていた。中勘助の『しづかな流れ』のあとに、『自然弁証法』がはいったり、トーマス・マンの『ブッデンブローク一家』にポアンカレの『晩年の思想』が同居したりする。

そうした乱読書のなかで、三浦岱栄訳とのっている岩波文庫の『実験医学序説』は、おなじクラスの友人からすすめられて気軽に読みだしたものだったが、この一冊の本が私にお前はだめだと申しわたす判決書となった。

ベルナールの本は、本物の自然科学者にそなわる認識の勘、分析の手口——そういったもので一杯である。そしてこの勘で方向づけられた手口というものが、自分に欠けていることを書物は正面から私にしめしていた。

これは大変なことになった。卒業して、どこかの科の医局に入って、なにかのテーマにとりついて「研究」をやってみたところで、それは人と自分をごまかす行為ではないか。医科に来たのがいけなかったのだ。[6]

しかし、医科の学生には、医者になるということ以外の選択肢は与えられていない。しかも、島崎の属していたのは、ほかでもない、東大医学部への進学が保証された一高の理乙である。内心ではいかに違和感を感じていようとも、誰もがうらやむエリートコースから、そう簡単にドロップ・アウトすることは許されない。「それならば文科へいけばよかったですね」などといわれても、困る。容易に転向できるものではない。周囲からの期待もあるし、親に負わせた経済的な負担もある。なんとか医学にとどまって、かつ、みずからの不適格性が目立たない分野を探さなければならない。島崎は、「思いつめ、自分を追いつめ、自分をみかぎることにした」。そして、「不安とか絶望とか救済とかいった感情の世界」を求めて、「神田の古本街をうろつき、本をあさ」り、焦燥の夜を過ごした。最終的に「医科を卒業して、私が精神科の教室へ入ったのは、自分なりのそうした理由があってのこと」であった。

［文献］

1　Geyer H, Üeber die Dummheit. Musterschmidt-Verlag, Göttingen, 1957. ホルスト・ガイヤー（満田久敏、泰井俊三訳）『馬鹿について』（創元社、一九五八）
2　西丸四方「身の上ばなし」（「解説」にかえて）（島崎敏樹『病める人間像』一九八―二〇六頁、講談社、一九七七）二〇四頁
3　島崎敏樹『心の四季』（読売新聞社、一九七〇）一一頁
4　前掲3参照、一一頁
5　三木清『人生論ノート』（新潮社、一九五四）七五頁
6　前掲3参照、一六頁

四　たった一人の精神の世界へ

1　適性の模索

精神科医になった島崎は、ここでも精神医学の立脚点が自然科学であることに直面する。島崎は、そのような事実にあえて反逆するのではなく、むしろ、精神医学の科学性に素直に従った。

背骨に針をさして水をぬいたり、あたまのなかへ空気をつめてレントゲン写真をとったりという技術をおそわる毎日がやってきた。精神医学の母屋が自然科学にあるのはあたりまえだから、こうした技術を心得てなくては学問にならない[1]。

こうわりきって、精神科医としてのトレーニングを積んでいった。しかし、それと同時に、みずからの適性への模索も開始していた。この模索のさなかで、奇妙な二重生活が開始された。

私にはもう一つの世界が欠かせない――それで私はこんなカリキュラムで自分の生活に枠組みをつくることにした。

昼間、日の照っているあいだ、私はサービスのためにいます。そして日が落ちてからあとは、私は自分の世界へ入ります。ご理解下さい。

（中略）

その時間表は、実行してみたところ、あいつはつきあいが悪くてだめだとまわりから非難される不始末となったが、そのころ私はわかくてきびしかったから、陰口たたかれても別段こたえなかった。とにかく自分の人生をきずかなくてはどうにもならない。[2]

医師としての技術を習得し、精神科医としての務めを果すだけでは、足りない。そのような日々の生活に追われるだけでは、島崎の知的飢餓感は癒されなかった。「とにかく自分の人生をきずかなくてはどうにもならない」、この強い決意とともに、島崎は、昼間は、同僚たちと和しつつも、夜は、たった一人の精神の世界をきずくことに没頭し始めた。

2　未開の領野へ

つきあいの悪い島崎が、夜、何をして、何を考えているのかは、日中、一緒に生活している同僚すらわからなかった。しかし、島崎が将来の方向性を精神病理学へ、すなわち、人文学的視点から精神医学へとアプローチすることへと決めていたのは、きわめて早い時期であった。昭和一二年に同期入局した臺弘は、二年後の夏のことを振り返って、つぎのように語っている。

彼が昭和一四年の夏に松沢病院で「僕は精神病理学をやる」と言い出したときには、まったく意外に思われた。当時は精神病理学といえば、ヤスペルス流に症状を数え上げることだくらいにしか理解していなかった私は、愚かにも「精神病理学てのはどんなことをするんだい」と聞いたものである。すると彼は、机の上のインクのしみを指して、「これは君にはしみとしか見えないだろう。カタトニーの患者がこれをじっと見ていて、急に、あっ、わかったという。彼はそこに何をみたのか、そういうことをしらべるのさ」「へえ、そういうものかい」私は大いに感心したあげく、あとになって「何だ、つまらない、当たり前のことじゃないか」と負け惜しみを言ったものである[3]。

精神病理学は、当時、精神科医の間でも知られていなかった。「組織」病理学、「神経」病理学などという場合の病理学は、医学における正当な病理学である。それは、解剖の学、顕微鏡の学であり、病気の原因を科学的に究明しようとする学問である。一方、名前が似ている「精神」病理学は、これらとは縁もゆかりもない。それは、患者の内的体験を理解しようとする学であり、医者による一種の心理学である。しかし、心理学とはいえ、幻覚や妄想といった異常を対象とする点で、それは、異常心理学とか病態心理学とも呼びうる。同時に、不安や憂鬱や孤独や絶望といった、患者のみならず、誰もが経験する感情をも対象とするという点で、普遍性を帯びており、すぐれて現代的な学なのである。

しかし、この学は、科学的発想以前に、人文学的な発想を必要とし、思考の道筋も研究の方法も、自然科学とは対照的である。それは、医療とりわけ精神科臨床が、自然科学に還元しきれない感情的なもの、価値的なもの、倫理的なものをはらむがゆえの、やむをえない「最小の人文学」であり、マイナー中のマイナー、異色のなかの異色である。島崎以外の当時の精神科医が、誰も精神病理学を知らなかったとしても、無理はない。

昼の世界では、島崎は、まず、脳組織病理学者としてスタートした。精神薄弱児の施設、大島藤倉学園の協力裏に、猪瀬正とともに精神薄弱の病理解剖に従事した。東大から松沢病院に移り、昭和一八年に東大に戻って、医局長となってからも組織病理学は続けていた。

当時の東大の組織病理グループは、戦争のあおりを受けて人手不足の状態で、島崎と猪瀬が孤塁を守っていた。昭和十九年秋に入局した島薗安雄は、前年に「精神薄弱の病理解剖」という論文を著した医局長を、組織病理学の指導者とみなしていた。島崎が組織病理学を捨てようとしていること、そして、新たな学問、それも日本に誰一人先駆者はおらず、周囲の理解を得られるかすらわからない未開の領域へと、みずからの信念だけをたよりに転向しようとしているとは、想像もつかなかった。島薗は、つぎのように回顧している。

この教室は内村先生が主任で神経病理の伝統を維持しなくてはならないので、皆が戦争から帰って来るまでのつなぎとして今これをしているのだ」と語っておられ、わたくしは半信半疑でそれをきいていたが、その後、医科歯科大学で精神病理を主な研究分野とされるようになってから、なるほどあの言葉のとおりであったのだと思った。[4]

日中、脳の切片を切り出しては顕微鏡で覗いていた島崎は、あいかわらず、夜になると、みずからの内面を凝視し、精神の世界の構築に取り組んでいた。

［文献］

1　島崎敏樹『心の四季』(読売新聞社、一九七〇)一七頁
2　前掲1参照、一八頁
3　臺弘「島崎敏樹君の思い出」(島崎敏樹先生追悼文集刊行編集委員会編集『心で見る生涯――島崎敏樹先生追悼文集』、四〇―四二頁、東京医科歯科大学精神医学教室、一九七七)四〇頁
4　島薗安雄「医局長時代の島崎先生」(島崎敏樹先生追悼文集刊行編集委員会編集『心で見る生涯――島崎敏樹先生追悼文集』、五七―六〇頁、東京医科歯科大学精神医学教室、一九七七)五九頁

五　神谷美恵子の島崎との出会い

1「刀のように鋭い人」

精神病理学に没頭する島崎の姿は、一人の女子医学生に強烈な印象を与えていた。東京女子医学専門学校の前田美恵子、のちの『生きがいについて』の著者神谷美恵子である。

美恵子は、外交家前田多聞の娘として長く海外で育ち、帰国後、津田英学塾を卒えていた。この稀有の才媛が、あえて医学を志したのは、「世界でもっとも不幸な病気」たるハンセン病への関心からであった。志を実現するために、前田美恵子は、学生のうちから東大病院の皮膚科に出入りしていた。当時の皮膚科学教授太田正雄は、若き日に詩人木下杢太郎として、雑誌『スバル』の同人として活躍し、北原白秋らとともに「パンの会」を結成して、都会派耽美主義の一翼をになった文人であった。この点も、かつて文学少女であった美恵子を魅きつけた一因であろう。昭和一八年五月二三日、美恵子は日記に、「癩のために如何に働くべきかを考えている。（中略）何はともあれ卒業後すぐ太田先生のところに行こう」[1]と記している。

そのわずか二日後に、美恵子は運命的な出会いを経験する。五月二五日の日記に以下のようにある。

Y子さんのご招待になるバッハのヨハンネス・パシオンを聴きに青山会館へ行く。(中略)休憩のとき、Y子さんの隣へ行って座るとまもなくS先生がY子さんの向こう側へ見えていきなり「あまり忙しいと心が浅くなりますね」等と、とめどなく何か言われるのに不思議な人だなと思った。(中略)一種異常なインテンシティを帯びた眉目秀麗な白皙の青年であった。[2]

のちに美恵子は、このときの出会いの印象を、「先生はそのとき刀のように鋭い方に見えた。他の人には見られない感覚の独特な鋭さ――この印象はその後一貫して変わらない」[3]とも語っている。

2　迷える医学生を精神医学へ誘う

美恵子の友人Y子は、島崎の担当する患者でもあった。行動力に富む美恵子は、翌日には早くも、「Y子さんについて前々から伺いたいと思ったこと」を尋ねるという口実を作って、島崎に面会の希望を伝えている。

私は先生に面会を申し込んだ。
たくさんの問いを連発する私に対して先生はご自分ではほとんど何も説明なさらずに、次々とブムケ、ヤスパース、クレッチマーその他を読め、といって貸してくださった。これらの本の中には目が覚めるような世界が繰り広げられており、それにひきこまれてとうとう私は精神医学の道にはいることになってしまった。[4]

『神谷美恵子　若き日の日記』[5]には、島崎との出会い以後、皮膚科と精神科のはざまで揺れ動く経緯が、女子医学生の素朴な感受性と高度の教養人の知性のおりなす内面のドラマとして、美しく綴られている。美恵子は、島崎に勧められるままに、なかば、魅入られたようにクレッチマーを読み、「近来にない本気の読書。たくさんの思索の種ができた」（六月十四日）と感じる。ドイツ・ロマン派精神医学の流れをくむクレッチマーは、科学者としての合理性と芸術家的な感受性とを兼備した碩学であり、「精神的諸現象をもっとも細かな分枝にいたるまで、感情を移入しながらたどること」[6]を信条としていた。ゲーテを論じ、ルソーを論じ、芸術と思想に思いをはせた、この不世出の精神病理学者こそ、文学からの転向者である前田美恵子を精神医学へと導くにふさわしい存在であった。

八月、美恵子は、日本のハンセン病治療施設の象徴的存在ともいえる長島愛生園におもむき、精神医学への誘惑を断とうとする。愛生園見学を終えて帰ると、新聞は偶然にも、島崎の縁者たる藤村の死を報じていた。この近代日本文学の立役者の死は、美恵子の文学への関心に再び火をつけた。「思えば言うぞよき。ためらわずして言うぞよき。いささかなる活動に励まされてわれも身と心とを救いしなり」（島崎藤村合本詩集初版の序）。青春詩人の熱唱は、美恵子の表現への衝動をいやがおうにも高めた。皮膚科と精神科と、どちらが表現への渇望を癒してくれるか、どちらが身と心とを救いえるか、それが進路決定の鍵となった。

藤村ではないけれど、私は私なりに、卒業してから、あらん限りの力を以て、「表現」という与えられた仕事に刻苦せねばならぬ。（一九四三年九月十六日）。

結局、どんな病気より、精神病が最も哀れむべきものであることにまちがいはない。（一九四三年一二月六日）

精神病という厳然たる事実の前に今まで私はあまりに無知であり無関心でありすぎた。（一九四三年一二月九日）

両親の言われる通り私は気が多すぎ、気が変わりやすすぎるのだろう。しかし精神科は学問的にレプラより遥かに魅力あり。（一九四三年一二月十六日）

そして、最後に決め手となったのも、やはり、島崎敏樹の存在であった。

午前サボって帝大へ。（中略）後、島崎先生に私の卒業後の方針に就いて相談にのっていただいた。（一九四四年二月七日）

学問的に言っても、奉仕の形態から言っても、精神科のほうに惹かれる。女学校時代からの心理学的興味はここで初めて実を結ぼうし……。（中略）精神科へ行くことが自分にとってあまりにも多くのよい条件をもたらすということが空恐ろしい。人の心を探求したいという自分の知的要求に存分に従ってよいなんて、勿体なさ過ぎるし悪いような気がする。（一九四四年二月一一日）

こうして、島崎は、一人の迷える医学生を精神医学へと誘い込んでしまった。ほどなく島崎自身は、新設の東京医学歯学専門学校（現在の東京医科歯科大学の前身）の初代教授として移っていった。

［文献］

1　神谷美恵子『若き日の日記』（みすず書房、一九八四）九四頁
2　前掲1参照、九五頁
3　神谷美恵子「思い出すことども」（島崎敏樹先生追悼文集刊行編集委員会編集『心で見る生涯――島崎敏樹先生追悼文集』、六〇―六二頁。東京医科歯科大学精神医学教室、一九七七）六一頁
4　前掲3参照、六一頁
5　前掲1参照
6　クレッチマー（内村祐之訳）『天才の心理学』（岩波書店、一九八二）五頁

六　精神病理学者島崎敏樹のスタート

1　知的培地としての「柊会」

精神病理学者としてのスタートが、戦後の混乱期と一致したことは、島崎にとって不幸ではなかった。戦時下の言論統制は、精神病理学のような文弱な研究をゆるす状況ではなかった。島崎は、こつこつ精神病理学を勉強していたが、発表の機会などあるわけがなかった。

一九四五年八月一五日、おのが青春を蹂躙した戦争が終わったとき、島崎は三三歳、鬱積した知的エネルギーを爆発させるにふさわしい年齢であった。

一面が瓦礫と焦土と化した東京にも、雑草はたくましく生い茂り、にわか仕立てのバラックの街が作られ始めた。戦時中の思想統制の閉塞感を打ち破るべく、あちこちに文化講座や談話グループが発生した。成蹊大学の佐々木斐夫が推進役となり、みすず書房の小尾俊人が事務方を務めた「柊会」も、そのうちの一つであった。

佐々木斐夫は、当時を回想してつぎのように述べている。

戦後まもない時期である。柊会というSpeisegemeinschaftができた。飯島衛、猪木正道、小尾俊人、島崎敏樹、日高六郎、福武直、丸山真男、矢田俊隆などが集まって、時には学問上の議論に花を咲かせることもあるが、大方の時間は、政治から芸術まで時務と閑事の全般にわたり勝手な雑談にふける楽しみ以外、ほかになんの目的も拘束もない会であった[1]。

柊会は、「焼跡民主主義」(野坂昭如)の開放感を基調にした、「当時三十歳そこそこの少壮学者の世代の活動の一つのすがた」(小尾俊人)[2]であった。そこには、「イデオロギーも同じとはいえない人々の自由な集まりで、顔をあわせてくつろいだ気持ちになり、ついでに何か得られるものがあればよいし、なくても結構というような雰囲気」(福武直自伝『社会学と社会的現実』、小尾俊人[3]から引用)があった。豊穣な知的培地からは、丸山真男の『政治学入門』、福武直の『日本政治思想史研究』の公刊が実現した。

この会のことさらな楽しみは、四季折々の合宿旅行であった。(中略)箱根の旅では、バスのなかで猪木さんと私が最近観た映画を片っ端から名を挙げて品評していたら、前の座席にいた老紳士から、あなた方は映画会社の人たちかと尋ねられた。このことがきっかけで、我々は外見上何に見えるだろうというわけで、お互いの見立てが始まった。三流会社の営業部長、特高課の刑事、農林省の課長、映画のプロデューサーなどとたわいがない評定が行われたが、島崎さんには失職中の元皇族という見立てで全員が一致した(佐々木斐夫)[4]。

「失職中の元皇族」こと、島崎敏樹は、この会で精神医学について話している。小尾俊人[5]の記録には、「第二回(一九四九・一・十六)於みすず書房。報告「精神病理学について」島崎敏樹。質疑応答活発」とある。

島崎が精神医学外の、とりわけ人文系の学者たちに向けて、精神病理学を語ったのは、これが最初であると思われる。それは、精神医学内での活動開始とほぼ同時期であった。雑誌への発表は、精神医学の専門誌よりも、哲学の専門誌のほうが早かった。四九年から五〇年にかけて『精神神経学雑誌』に「精神分裂病における人格の自律性の意識の障碍」を掲載するのに先立って、すでに四八年から『思想』に「人格の病」を連載していたのである。

2　新しい時代への願望

この時期の島崎は、精神医学固有の問題にとどまらず、時事的な問題にも積極的にコメントして、硬派の論客としての意外な一面も見せている。戦後の日本人の心理について、島崎に発言させたのは、柊会における「特高課の刑事」こと丸山真男であった。一九五〇年八月の雑誌『展望』に、「被占領心理」と題する座談会の様子は記録されている[6]。

当時の日本は、アメリカによる占領下の状況を、「占領」を「進駐」と呼びかえて、柔軟に、しかし、欺瞞をはらんだ姿勢で、受け止めていた。そこには、占領の事実を否認しようとする面もあれば、敗戦を解放と受け止める心理もあった。しかし、座談会では、被占領という屈辱的な現実に正面から向き合おうとしていて、その意味で当時としては、画期的なこころみであった。

この座談会の出席者は、島崎、丸山の他は、竹内好、前田陽一、篠原正瑛といったメンバーであった。日本の状況を、中国、フランス、ドイツにおける終戦後状況と比較するために、各文化圏の研究者が集まり、そのなかに唯一心理の専門家として島崎がくわわったわけである。

議論の口火は、島崎が切った。

占領され征服されるということは、二つの事態をひきおこすと思われます。一つは「抑圧」、一つは「解放」です。（中略）抑圧が加えられたとき、最も直接的に素朴な形で起こる心理は、いうまでもなく解放への願望で、敵視、反抗、サボタージュなどが起こってくる。（中略）ところが征服者への反撃というものはなかなかできるものではないので、ここに妙な現象が生まれてくる。国内の人たちが互いに相手をののしったり侮蔑したり攻撃したりすることですね。新聞や雑誌で互いに「批評」しあう。（中略）こういう攻撃性は、対象を置き換えて自分の力の及ぶ範囲の中に相手を摩り替えて行う、そういったもののように思えるのです。（中略）それから「逃避」――現実の状況から眼をふさいで夢想的世界に避難してしまうのですね。瞑想や諦念がそれでしょう。瞬間瞬間の感覚的享楽に身をまかせるのも逃避の一つの行き方です。文化国家への切り替えが大声で呼ばれるのも特殊な心理じゃないですか――それは結構なことですが、自分のほうに権力がなくなったのでそれを補う気持ちで「代償的」に学問・芸術がまるで縁のなかった人々にまでもてはやされてしまう。文化は権力の身代わりみたいなものになっている。（中略）相手が優越者だと自分を軽蔑する気持ちが当然生まれるでしょう。ところが、自分自身がとるに足らない存在だと意識することは、誰でも好むところじゃない。それで自分の欠点を自分のまわりの人たちに転嫁投影するんですね。「日本人は四等国民だ」というその人はまず自分だけは省いてあるに違いない[7]。

この対談では、議論は島崎がリードし、それに竹内、前田、篠原が外国との比較を冷静に行って、丸山がまとめる。すると、さらに島崎が問題点を提示して、議論を展開していくという具合で、終始一貫して、島崎は論争の火付け役をみずから任じている。

占領は、日本人に不安、葛藤を引き起こし、そこから敵視、反抗、攻撃、侮蔑、時には賞賛と、個人によってじつに多様な、しかし、いずれにせよ過剰な反応をひきおこした。これら神経症にも似た感情の嵐のなかで、日本人が見失った自己像をどう取り返すか、それが、この座談会のテーマであった。

島崎の「逃避」「置き換え」「投影」などの表現には、精神分析の影響がかいま見える。精神科臨床においては、人間の非合理的な部分を合理性をもっていかに統制し、個人の自由を確保するかが隠された課題としてである。戦争とそれによる人心の荒廃は、人間の非合理性が合理性を圧倒したケースである。人間の学たる精神医学にとって、それはじつに切迫した問題であった。

第一次世界大戦は、フロイトの世界観に深刻な動揺を与えた。無意識の領野たる本能を意識的に調整する理性への確信こそ、精神分析学の信条のはずであった。しかし、戦争は、残虐性や衝動性を露呈させ、近代の人間といえども、敵意と憎悪の奴隷にすぎぬことを如実に知らしめた。以後、フロイトの関心は、急速に社会、文化、宗教へと向かった。

心理学や精神医学が、単なる臨床の一技術をこえて、二〇世紀の巨大な思潮となりえたのは、このフロイトの広範な関心に負うところが大きい。人間には、みずからを脅かす不都合な出来事が発生すると、事実に合理的に対応するかわりに、現実を歪曲して受容し、不安な感情を隠蔽しようとする。この防衛機制と呼ばれる心のはたらきは、他者を欺くのみならず自己をも欺くやっかいなシロモノであり、それが集団的な規模で行われると、人類史上の重大な失敗をひきおこす。そうして、このような事例を文化・社会現象のさまざまな局面で見出すことを通して、精神分析は、「戦争の世紀」の指導原理たりえたのであった。

第二次大戦後のアメリカでは、亡命ユダヤ人社会学者たちが、精神分析を社会理論へ導入していた。このホーナイを中心とした新フロイト派のなかでも、フランクフルト学派出身のエーリッヒ・フロムによるドイツ大衆社会論がよく知られている。

第二次世界大戦後の日本でも、新進の精神科医島崎敏樹が、神経症的徴候を社会のなかに見出していた。荒廃した情操は、新しい時代への願望が燃えているだけに、かえって、この気鋭の精神科医をいらだたせたようであった。「『日本人は四等国民だ』というその人はまず自分だけは省いてある」、島崎のこの辛らつな指摘は、結局、島崎自身の現実から眼を背けまいとする決意の現れであった。

『展望』の対談においては、慎重、冷静をもって知られる島崎にしては、いつになく大胆に、少なからぬ公憤をまじえつつ、現状を分析している。島崎は、その後、新フロイト派のような社会分析を続けることはせず、むしろ、精神医学固有の領域に復帰した。しかし、島崎の被占領心理の考察は、精神科医による精神分析的社会理論の試みとして、興味深い。

3　学際的研究としての精神病理学

後年、島崎は、生物学的精神医学と異なる精神病理学の特徴を、以下のように簡潔に記している。

人間は、一方では生物ですから、脳波で脳の電気的活動の状態を調べたり、心を沈静させる新しい薬を合成したり、幻覚を人工的に起こせる薬物を発見したりすることにつとめます。けれども人は、生物体だけではすまないもので、心をとおしてまわりの人々とはたらきかけあって生きてゆくものですから、この方面のひずみを研究の相手とする精神医学の分野が欠けてはなりません。それが精神病理学ですから、この学問は医学の畑にあると同時に、そのほかにも心理学や社会学や、哲学思想にまでかかわりをもっています[8]。

この簡潔な定義にも明らかなように、島崎は、「人間の学」としての精神病理学を人文諸学との関連のなかで形作られるものと考えていた。そのため、学問的成果を医学の内部にとどめるのではなく、人文諸学のなかへと返すべきものと考えていたようである。その点は、臨床の知見を後年、文化、芸術の解明へと応用したフロイトに通じるものがある。

島崎は単に書物から人文学をまなぶだけでなく、人文系の学者との実際の交流を重視した。島崎にとって、人文系の学術誌に寄稿したり、学際的な会合で発表することは、本業とは一応別個に行われるというようなものではなく、むしろ本業そのものであり、学者としての活動の中心に学際的な交流をおいていたのであった。

ひるがえって、二〇世紀初頭、英国においては、スティーブン家の姉妹バネッサ(のちのバネッサ・ベル)とバージニア(のちのバージニア・ウルフ)の家に、レナード・ウルフ、J・M・ケインズ、E・M・フォースターら、美術評論家、政治評論家、経済学者、小説家など多分野にわたる若手知識人が集まっていた。このブルームズベリー・グループと呼ばれる集まりは、「まじわりの喜び、美しいものの享受」を至上の価値とみなすG・E・ムーアの思想に奉じており、因襲の打破、自由な思考、美への憧憬などの、共通の心性で結びついたサークルであった。

このブルームズベリー・グループが、第一次大戦後の英国で、諸学の交錯のなかから知的価値を創出した知的エリート集団であるとすれば、第二次大戦後の日本で同様の精神的資産を生み出したグループの一つが柊会であったのかもしれない。

私たちは、精神のない形骸から価値を創造することは出来ない。マーク・トゥエインがかつて述べたように、「石と化した思想に忠実な者が、鎖を断ち切り、人間の魂を解放したためしはない」のである。新しい精神的な価値を創出しようとするなら、既成の思考の形式をひたすら踏襲するだけでは不十分であり、周囲を見渡して隣人たちの知的財産を謙虚に見つめていく姿勢がいる。排他性を純粋性と誤解して、学問的蛸壺の底に沈むことは、思考の鍛錬にとってけっして好ましい影響をもたらさない。むしろ、知的境界をこえた幅広い視点をもつことこそが、深い思索への推進力となり、たとえ蕾の時期が長くとも、ある日、突然大きな創造の花を咲かせるのである。

島崎敏樹がみずから精神病理学という新しい学問を創出しようとしたとき、その揺籃期に異種の知性との交錯が行われ、思想的な熟成にあずかっていたことは興味深い。とりわけ、柊会は、島崎敏樹にとって肥沃な知的土壌となり、『感情の世界』以後の珠玉の作品を生み出す原動力となった可能性がある。

【文献】

1　佐々木斐夫「柊会から瑞泉寺まで」（島崎敏樹先生追悼文週間校編集委員会編集『心で見る生涯―島崎敏樹先

生追悼文集』、六四―六七頁、東京医科歯科大学精神医学教室、一九七七)六四頁
2　小尾俊人「柊会のころ」(みすず四二七「追悼・丸山真男」一九九六(一〇)五二―五五、みすず書房、一九九六)五二頁
3　前掲文2参照
4　前掲文1参照、六五頁
5　前掲文2参照、五四頁
6　丸山真男、竹内好、前田陽一、島崎敏樹、篠原正瑛、「被占領心理」(座談会)(『展望』一九五〇年八月号、四八―六三頁、一九五〇年)
7　前掲文6参照、四八頁
8　島崎敏樹『病める人間像』(講談社文庫、一九七七)九六頁

七　島崎家の影

1　「人格の病」への関心

この小著は、いわゆる「病跡学」ではない。島崎の仕事は、著作を通して評価するべきであって、生い立ちについての過剰な詮索は控えるべきである。ましていわんや、島崎の家族や血縁関係をめぐる、好事家的関心に執着することは、故人の業績に対する理解をゆがめかねない。ここでは、島崎の生い立ちと「人格の病」との関連について、誤解を避けるためだけにかぎって、最小限にふれておく。

島崎の著書の『人格の病』は、一部には評判がよくなかった。それは、タイトルがいかにも精神病に対する偏見に満ち、道徳的な非難をすらはらんでいるように見えたからであった。実際には、島崎が精神分裂病(統合失調症)を「人格の病」と呼んだ意図は、そのようなところにはない。『人格の病』を悪意をもって誤読しようとすれば、知的選良が、まるで対岸の火事のように精神病をとらえ、学問の高みから悲惨さを剔抉したように読めなくもない。しかし、島崎にとって、精神病はひと事ではなく、自分の問題であった[1]。

島崎の「人格の病」への関心の一部は、島崎家の血筋の暗部へのおびえから来るものであったと思われる。島崎の一族は、藤村をはじめとする文人や、画家、学者などを輩出した知的エリートの家系である。島崎はこの名門に生まれ、優れた資質に恵まれ、精神医学的にはなんら破綻のない生涯を送った。島崎は世間的に見れば、まず「幸福な王子」の種族であり、際立った俊秀として、栄光と賞賛につつまれた人生を歩んだ。ただ、西丸姓の同胞のなかで唯一島崎の姓を名乗らされたせいもあり、島崎家の光と影の両者を一身に担わされる運命にあった。

島崎敏樹は、馬籠宿本陣の最後の主人島崎正樹の曾孫である。正樹は、藤村の『夜明け前』の青山半蔵であり、維新の動乱に翻弄され、座敷牢にて生涯を終えた悲運の国学者であった。この事実は、島崎敏樹という精神病理学者を考えるときに、軽視出来ない意味をもっている。

島崎家は、中山道木曽路最南端の宿駅において、代々本陣、庄屋、問屋の三役を兼ねた旧家であった。さかのぼれば、島崎氏は、木曽義昌の時代に木曽に入り、馬籠その他の近隣の村々の代官を務めたらしい。犬山勢侵攻の際は馬籠砦にこもり、このときの戦功により、帰農後も代々馬籠で三役を兼ねるようになったといわれている。これだけ長く続いた名門であれば、家系を隅々までたどれるので、一族に変わり者や乱心者がいたことも記録に残されてしまう。

そのうえ、明治維新後は、藤村というスポークスマンが出て、自身、家族、親族をモデルにした小説を次から次へと著して、一家の内情について、微に入り、細を穿つほどの詳細にわたって、おおやけにしてしまった。藤村は、イエの重みのもたらす閉塞感に終生つきまとわれたが、閉塞感を小説に表現することで対象化し、克服した。しかし、島崎の姓を担わされた若い精神科医としてみれば、藤村がつまびらかにした血筋の意味を精神医学的に考えないではいられない。藤村の小説には、幻の影におびえ、夢とうつつの行きつ戻りつを繰り返して、ついに不幸な最期を遂げた人物も登場する。この事実の精神医学的な含意は何か、自分にとって何を意味するのか、それらを真剣に考えれば考えるほど、悄然とせざるをえないものがある。

『夜明け前』につぎのようにある。


「お父さん、子が親を縛るというは無い筈ですが、御病気ですから堪忍してください」

と半蔵の前に跪いて言ったのは宗太だ。

今や半蔵を縛りに来たものは現在の吾が子、血につながる親戚、嘗て彼が学問の手引きをした同郷の人々、さもなければ半生を通じて彼の望みをかけた百姓等である。彼はハッとした。

（中略）

「お前達は、俺を狂人と思ってくれるか」

彼は皆の前にそれを言って、思わずハラハラと涙を落した。その時、栄吉の手から縄を受け取った宗太が自分の前に来てうやうやしく一礼するのを見ると、彼は何等の抵抗なしに、自分の手を後方に回した。そしてこの縄を受けた。


右記の一件は、御家の一大事であり、修羅場以外のなにものでもないのだが、藤村の静かな筆致は、悲哀のなかに独特のあたたかみをかもし出し、凄惨な現場の緊張感をやわらげている。しかし、島崎敏樹にとって、半蔵のモデルは、ほかならぬ自分の曽祖父正樹であり、半蔵に縄をかけた宗太は、祖父の秀雄であった。

島崎は、この曽祖父のことを、兄西丸四方の意見をそえて、つぎのように語っている。

兄の意見だと、母の実家である島崎の家系には分裂気質がつらぬいているそうである。世間にうとくて、夢想屋で、ゆうずうがきかなくて、実社会ではすぐつまずきがちな性質がこの家系に代々ずっとつづいている――母の祖父だった例の夜明け前の「青山半蔵」は、ひどく理想化肌で世わたりはまずく、中年以後狂気になったし、「夜明け前」をかいた藤村も、どうみても陰気でじくじくした方である。

（中略）

島崎の家系にはあぶない血が流れているという。兄弟のあいだで一番の権威の兄の学説では、貧乏くじは二番目の私がひきうけるすじだという。大変こまる。

（中略）

しかし、私は大丈夫だ。青山半蔵の病になるかわりに、私自身がそれをなおす側にちゃんとまわってしまっているのだから。おはらいはとっくにすんでいる。それに私どもはどうしたら心の健康をたもてるかの精神衛生をわきまえているし、近ごろはストレスをとる手段に三百年ほど昔の笛を吹いてみたり、絵をかくかわりに写真の本を出してみたり、モダンアート批判をやって美術評論のまねごとをしてみたりで、少年以来の劣等感もこれならうすらぐにちがいない。[2]

このとき島崎は、すでに五〇歳をこえていた。好発年齢を過ぎて、なかばジョークとして余裕をもってみずからの遺伝を語っている。しかし、好発期にあっては、これほどの余裕はなかったようである。兄の、おそらくは冗談めかした発言は、発病の運命の宣告のように受け取られたのかもしれない。父島崎敏樹について、島崎哲は、「亡くなった母も父が若いころはいつも発狂の恐怖に苛まれていたと申しておりました」と語り、また、父の敏樹がある座談で「私は常人の心と狂人の心を自由に行き来できる」と語っていたことを記憶しているという[3]（島崎哲、私信）。

2　運命への直視

島崎は、「青山半蔵の病」たる精神分裂病をつぎのように冷徹に見つめている[4]。

分裂病の場合には、生活空間はただ凝固というにとどまらず凝縮に陥ってゆく。青年期まで分化拡大してきた環境は、病の始まると一緒に急速に狭まってゆく。彼は人を避け自分の部屋に籠もって黙然と佇んでいたり、同じところを何回となく往復したりしている。それは弾力性の欠けたひからびた行動である。

ほとんどすべての病者は凝固した狭窄した行動圏をもっているにすぎない。最も軽い場合には、自分にあてがわれた椅子に掛けて帳簿に数字を書きこむだけの仕事を毎日繰返している事務員であることがある。最も重い場合には、部屋の隅や廊下の角や押入れの中で丸まってしゃがみこみ、両膝の間に頭を埋め、手で足を抱いて動きのない一つの塊と化している。

精神分裂病は一言には人格崩壊の病とよばれている。そこにおいては人格性の内容の変化が問われているのではなくて、本質的変化は人格性そのものに解体的変化が起るにある。

「ひからびた」「一つの塊」「人格崩壊」などの表現を見て、島崎の患者に対する冷たさを指弾することもできなくはない。しかし、この記述が、自分が近い将来陥るかもしれない運命を直視しようとした結果としてみるなら、島崎の奇妙な従容のもつ意味は、ちがってこよう。「父には、性格的に嫌なものに探求の眼を向けるというところが少なからずあったように思う」と、島崎哲[5]は語る。

精神医学を学び、臨床経験を多少とも積むと、精神分裂病(統合失調症)の初期症状はある程度察することができるようになる。それにくわえて、精神病理学を専攻すれば、次第に正気を失っていく過程を、内的なドラマとして理解しようとする習性が出来上がる。こうして、患者の心の内部のみならず、自分のなかで起こっている小さな変化にも敏感になる。意識の辺縁に思いもよらないイメージが発生すると、それがただならぬ事態の前兆ではないかと、つい疑ってみたくもなるのである。

青年期に、私たちは、突如として「自我と世界の二律背反」という課題に直面させられる。統合失調症は、この課題とイコールではないが、あい通ずる部分もある。そうして、その気になってみれば、自分の周囲にも内部にもいくらでも初期症状に似たものを発見できる。

無邪気で純真な少年の時代は終わり、いまや、一人の自分は、他者全員と対峙している。すべての眼は自分に注がれている。すべての奸計は、周囲にはりめぐらされている。「どうしようもない奴だ」、通りすがりの男のひとことは、耳をつんざくばかりに響く。むこうにいる四、五人の嘲笑が、それに続く。思わずわが耳を疑ってみる。「気は確かか?」、こうして正気を取り戻そうとしても、一瞬の声の印象は鮮烈で、脳裏から容易に消え去らない。外界だけではない。内面にも、すでに自分のあずかり知らぬ不快なざわめきが、不意打ちを食らわせてくる。意識を張り詰めて冷静さを取り戻そうとしても、そう努力すればするほど、一瞬の隙をついて、窮追の手は迫る。こうして、自我は、関係妄想の網の目に、次第に絡みとられていく。

なるほど、これらは、「人格崩壊」の前兆かもしれない。が、一部は自然な青年期心性の反映であろう。統合失調症初期の心理は、俗に「自意識過剰」といわれる青年期の心理と無縁ではない。ある種の気質の持ち主は、短時間であれば、この程度の経験はする。

それにしても、意識するという行為は、自然の理にもとることである。少なくとも健康な人間のすることではない。感覚をとぎすませ、周囲の風景に目をこらし、すべての物音を聞きとってやろう、すべての内なる声を聞きのがすまいとすることくらい危険なことはない。内省が過度になると、精神と行動の危うい均衡は崩れる。何も考えないがゆえの天真爛漫さは失われ、健康は次第にむしばまれていく。キェルケゴールは言う、「意識の度が増せば増すほど、その増加に比例して絶望の度もまた強まってくる」[6]と。ドストエフスキーも戒める、「諸君、あまりに意識しすぎるのは、病気である。正真正銘の完全な病気である。人間、日常の生活のためには、世人一般のありふれた意識だけでも、十分過ぎるくらいなのだ」[7]と。

意識するということは、それ自体に自縄自縛の危険をはらんでいる。島崎がそのことに気づかなかったとは思えない。しかし、島崎は、みずからの存在を脅かすような対象を見出すや、つりこまれるようにそのなかに没頭してしまった。島崎にとって、「青山半蔵の病」は精神の死を意味していた。島崎は、自身の基盤をゆるがす対象に対して、恐怖のみならず、恐ろしいがゆえの魅惑を感じていたかのようである。ポール・ヴァレリーが「テスト氏」に「死とは、なんという誘惑だろう」と言わせたように、精神の死は、島崎にとっても、「欲求や恐怖のさまざまなかたちを交互に取りながら、精神のなかに入り込んでくるもの」[8]であった。

3　精神の深淵の探求

島崎の統合失調症への情熱を、血筋に対するコンプレックスにのみ帰すことは、一面的であろう。島崎には、知的好奇心の奔流に身をまかせようとする健康な動機もあったはずである。島崎は、学生時代には精神分析の本もよく読んでいたが、同時代の思潮にも敏感で、ドストエフスキーやキェルケゴールのような実存主義の先駆者の著作にも接していた。実存の深淵や精神の神秘に対する生き生きとした知的興味も、島崎の探求の原動力になったであろう。実存主義が問題にした、存在の根拠をゆるがすような極限状況は、統合失調症の心理にも通じるものがある。それらには、知的な若者の探究心をくすぐるものがある。そこには精神的な価値にのみ沈潜する理想主義すらかいま見える。それらが、自己の血へのおびえといった消極的な動機以上に、島崎の情熱を刺激したと考えるべきであろう。

島崎の遺伝への関心が一役買ったことは、否定できない。おそらくは、精神科医になり、精神病理学とりわけクレッチマーの『体格と性格』などに接するうちに、分裂気質のもつ意味を考え、みずからの遺伝の問題に思いをめぐらせることになったのであろう。

「島崎の家系には分裂気質がつらぬいている」というが、このことはマイナスばかりではない。クレッチマーが統合失調症との親和性を指摘したこの気質者は、俗的なことには鈍く、世間づきあいは苦手で、殻にこもりがちだが、空想力は豊かで、独自の内的世界をもつことがあるとされる。この気質の対極が、躁うつ病に親和的な循環気質であり、感情豊かで社交的で、良くいえば現実的、悪くいえば通俗的といった特徴をもつ。

統合失調症の心理は、精神科医なら誰でもわかるというものではない。統合失調症を内側から理解しようとすれば、自身が分裂気質者であるほうが圧倒的に有利である。循環気質者にとっては、何のことだか想像できないことが、分裂気質者にとっては自明である。「考えが次々に湧いてくる」「まわりの出来事がすべて自分に関わってきそうだ」「見るもの、聞くもの、すべて実感がない」、これらの自生思考、関係念慮、離人症状などと呼ばれる状態は、精神病理学的には、統合失調症初期の「症状」ともなりえる。しかし、この「病的体験」も、分裂気質者にとっては、いずれも、どこか「身に覚えのあるもの」であり、了解することはさして苦にならない。そして、少しずつ心理の筋道をひろげていけば、混沌としているようにみえる統合失調症の世界に一定の法則性があることを実感できる。

「自分の意志を外から動かしているものがあるような気がします。それは僕にとって嫌なことです。自分が嫌だと思うようなことをさせられます。それは自分の外の意志であり、うかうかしていると自我と混同してしまう。自分が外の意志に圧倒されて浮かび上がれなくなりはしないかと恐れます。外からくる意志は、なんと言ったらよいか、第二の自我とでもいうか、これが動き出すと反抗できません。それは自我に近いものです。けれど外から来たもので、自分以外のものであり、本来の自分に関係がない。けれど本来の自我がこれに共鳴します。そしてこの第二の自我にどうかしてゆくような素地が出来てくるのです。自分の人格が大変希薄になります。」

「自分は夢のなかにいるような、水蒸気のなかにいるような軽い気持ちでいることが多い。存在意識がうすい。大地をふまえて立っている感じがしない。〈無意識〉のときが一日に何回もある。耳に音は聞こえているが、いると気づかず、何の想念もなく、空虚に時間がたってゆく。時間が流れているという意識もない。」

「お母さんは家の中をあちこち動いていました。なんと言ったらいいでしょう、お母さんは、まるで木でできたものみたいでした。次から次と物を運んだり、煮物をしたり、作ったり——けれど本当でないのです。まるで意図であやつられてるようで、人形みたいで、生命というものがなかにないように見えました。」

「ぼうっとしていると自分がいるんだかいないんだかわかりません。映画が急に声がでなくなったときに、スクリーンの中の人がパクパク口を動かしているだけになる——あれみたいに人に魂がなくて人形みたいに感じられることがあります。」（いずれも『人格の病』より）。

島崎論文においては、患者は、じつにいきいきと病的体験を語っている。実際には、普通の患者は、もっとたどたどしい。島崎の症例のように、こんなにうまくしゃべれるものではない。島崎の症例が表現力に恵まれていたというよりは、島崎自身が言葉をおぎなった可能性が高い。

患者は、しばしば自分のなかに何が起きているのか、説明する余裕をうしなっている。激しい焦燥にかられ、何とか自分を冷静に見つめようとしても、患者自身にとっても未曾有の出来事である。現状を的確に描写する言葉を見つけられずに、途方にくれてしまう。こういう心理を理解しようと思えば、医者のほうから患者の内部で生じている出来事を想像しながら、具体的に言葉をおぎなって、「こういうわけではない？」「こんなことはありませんか？」といった聞き方をしなければならない。質問によって患者は、打てば響くように応じることもあれば、怪訝な表情を浮かべることもある。このときの反応を見て、患者の内界を推測するのが臨床医の仕事である。

4　知性と感情による理解

島崎の患者がかくも見事に内面を描写するのは、島崎が統合失調性体験を自身の内面にありありと想像できたからである。島崎の理解は、単に頭だけの理解ではない。もっと、気持ちのこもったもの、知性と感情の両面からの理解である。このようなことは、患者の体験を人ごととしてではなく、みずからの体験としてイメージできる特異な資質を持ち合わせていないと、困難である。

島崎の知的エネルギーは、日本に存在しなかった精神病理学という学問を、独力で作り上げてしまうほど爆発的なものであった。それは、「負い目を克服しようとする努力」というような貧相な動機づけだけでは、説明できない。その激しい集中力と粘り強い持続力は、まさに幕末の憂国の士青山半蔵こと島崎正樹ゆずりのものがある。島崎は、この平田篤胤派の国学者から、まず第一に、真理を追究するのに自己の信念を頼む強靭な意志を受け継いだ。それとともに分裂気質圏の繊細な感受性も受け継ぎ、患者の内的世界を、あたかもみずから行って見てきたかのようにいきいきと描写したのであった。

今日の精神科医は、人間理解の学たる精神病理学の恩恵を浴していて、統合失調症の内的世界をある程度イメージできる。この学の本邦における最初のオリジナルな研究が、島崎の論文であった。島崎論文が出るまで、統合失調症は悲惨な運命ばかりが強調されてきたが、一方で、人間としての統合失調症者は、まったくもって了解の埒外に放擲されていた。病める彼らは彼らなりの論理をもっているはずであったが、診察する側においては、それを推察する努力は、一切はらわれなかった。プロの精神科医といえども患者の心理は、理解の彼岸にあり、その意味で、白衣こそ着ているけれど、しょせんは素人と大差のない、偏見と無知に支配される存在にすぎなかったのである。

精神医学は、遺伝の問題を避けて通ることができない。精神科医が傑出人の生涯を回顧するとき、遺伝のもたらす影響について、無関心でいることは誠実ではないだろう。そんなわけで、ここまで島崎敏樹にとっての島崎家の意味に思いをめぐらせてきた。

島崎藤村の弟子の菊池重三郎は、「敏樹さんは、顔も性質も藤村先生そっくりです。もうちょっと神経のむき方が違ったら文学についても先生の跡を継ぐ方だったでしょうに」[9]と語っている。

実際、若き日の島崎は、文学にも多少野心があったとみえる。臺弘は、「精神病理学にうちこむ前の彼は、中勘助ばりの短編をいくつも書いては、読め読めといって私を悩ました」[10]と証言している。

しかし、島崎は、自分自身を藤村と結びつけて考えられることを好まなかったし、島崎家についても多くを語っていない。霜山徳爾は、「回想の島崎教授」と題する追悼文において、「ふとした会話のときに、島崎藤村に対してこちらがびっくりするような烈しい批判をされた」[11]と証言している。ましていわんや、自分自身の遺伝の問題については、黙しがちであった。実兄の西丸四方がしばしば藤村に言及し、回想録『彷徨記』においては「狂気を担って」との副題を添えて、一家の遺伝的な問題について明朗に語っているのとは対照的である。

そんなわけで、島崎敏樹と島崎家の関係に思いをはせることは、このへんでやめておこう。

［文献］

1　島崎敏樹『人格の病新装版』（みすず書房、二〇〇二）
2　島崎敏樹『心の辺境の旅』（毎日新聞社、一九六六）二〇二頁
3　島崎哲私信
4　前掲1五四頁参照
5　島崎哲「父晩年のこと」（島崎敏樹先生追悼文集刊行編集委員会編集『心で見る生涯――島崎敏樹先生追悼文集』、四九―五〇頁、東京医科歯科大学精神医学教室、一九七七）五〇頁
6　キェルケゴール『死に至る病』（岩波文庫、一九三九）六八頁
7　ドストエフスキー（江川卓訳）『地下室の手記』（新潮文庫、一九六九）一一頁

8　ヴァレリー(粟津則雄訳)『テスト氏、未完の物語』(現代思潮新社、一九六七)一一二頁
9　神谷美恵子『若き日の日記』(みすず書房、一九八四)二五八頁
10　臺弘「島崎敏樹君の思い出」(島崎敏樹先生追悼文集刊行編集委員会編集『心で見る生涯――島崎敏樹先生追悼文集』、四〇―四二頁、東京医科歯科大学精神医学教室、一九七七)四一頁
11　霜山徳爾「回想の島崎教授」(島崎敏樹先生追悼文集刊行編集委員会編集『心で見る生涯――島崎敏樹先生追悼文集』、六九―七一頁、東京医科歯科大学精神医学教室、一九七七)七〇頁

八　島崎敏樹の文体

1　島崎調のリズム

よろこび、かなしみ、怒り、恐れることが、愛しにくむことが、私どもの心のなかの『生きた』はたらきだと感じないひとはいない。感情、情緒、情熱とよばれるあのあたたかいもの、あついものが、私どもの存在の底でもえて私どもをうごかしていると思うのはいたって自然である。けれども、もっとも自然な生存は喜悦や悲哀や憤怒や恐怖の情にみなぎっているとはいえない[1]。

島崎の一般読書界へのデビュー作『感情の世界』の冒頭である。一読して、心地よく、軽快なリズムを感じさせるとともに、張り詰めた印象も受ける。「よろこび」に「かなしみ」を続け、「怒り、恐れることが」に「愛しにくむことが」を続けるというように、末尾に類似の音韻を配して、互いに反響させていく。そうして、つぎの文には、「感情」「情緒」「情熱」と、同一の音を伴う熟語を並べて、徐々に緊張感を盛り上げていく。

このようにやわらかく始めて、文章を重ねたかと思うと、突然、改行して、「けれども」と接続詞を入れて調子を変え、にわかに主題へと接近していく。この序破急のテンポの自在な変化もまた、読者を引き込ませる力に満ちている。

かつて直接薫陶を受けた小田晋は、島崎敏樹の文体を「昭和初期から戦後にかけて、先生の文体は同時代のもっとも優れた散文の水準を常に保って」[2]いたと評している。「散文の文体をひきしめ、印象を明瞭にし、読者に〈読むこと〉の生理的な快感を与えるために用いられるレトリックの非常に多くのものが、たとえば隠喩、直喩、さらに目立たない方法で挿入された対句や代称、さらに迂言法にいたるまで〈隠し味〉のように多用されているのに気づかされる」。そして、このような文章は、「自身の一貫した文体への関心と彫琢」ぬきには不可能であった[3]。

2　素朴をよそおうダンディズム

島崎は、難解な抽象語を避けて、平易な言葉を用いた。

島崎氏の用いられた言葉は、けっして選り好みをした珍奇な言葉ではなかったので、一々に拾い上げてみればむしろその尋常さに驚かるるばかりである。それがかえって未だかつて耳にした例のない美しい楽音を響かせて、その音調の文は春の野に立つ蜉蝣のかすかな影を心の空

に揺るがすのである。（蒲原有明の言）[4]

この蒲原有明の評価は、じつは、島崎敏樹に対してではなく、藤村についてなのだが、学術用語を使用せずに知的な議論を展開する敏樹の文章力には、飾り気のない表現によって、かんばしい香気をかもし出した藤村詩の格調を思わせるものがある。

一語一語切り離してしまえば格別異なった言葉でもなくただその言葉だけのものが、その言葉が一句に続けられ二句につづけられて、一節となって格調をととのえて来ると、実に溌剌たる感興が盛り上がってくる。この手法の新しさこそ藤村のもつ大なる強みであった。（河井酔茗の言）[5]

そして、同じく、無骨な学術用語の代わりに、平明な日常語を使用し、それを一語二語と続けて、節をなし、文を作ると、にわかに知的な風格が湧き上がる。そのような魔術こそ、島崎敏樹の大きな強みであった。

島崎の文章は、一見すると、すらすら読めるため、「書き流した」と思われやすい。よどみのない滑らかな文体には、文章を生み出す努力とか、思想をつむぎ出す苦労というものを、いささかも感じさせない。

しかし、島崎の文章は、実際には、彫琢を重ねることで彫琢の跡を消し、結果として、執筆の苦労を感じさせない流麗な文章としたものである。そこでは技巧は、読者に「これ見よがし」の感を抱かせない形で、ひそやかに用いられている。フランス風の華美や柔弱でもなく、ドイツ哲学を模倣した無粋な観念語の羅列でもない。目立たない、はしゃがない。禁欲的で、謙抑的で、寡黙で、質実な、しかし、そこには、情念の嵐を意志の力の下にしたがえて、知性の殿堂を建立しようとする独自の美学が感じられる。言語の美を知り尽くした者が、それに溺れない廉潔を維持し、素朴をよそおうことで、かえって贅沢の粋をきわめるかのような、精神のダンディズムを感じさせるのである。

3　人間の学の根本問題

島崎の著作は、しばしば「エッセイ風」「随筆風」と評される。実兄の西丸四方は、島崎の業績の核心が「四角張った学術的論文」にではなく、「独自の精神医学的人間観」にあることを指摘していたが、それらを「何気ない随筆や肩のこらない新書版の形」と評していた[6]。佐々木斐夫は、島崎の早い退職を「自己の将来を、純学問の分野からはなれて、エッセイストの方向へ定位した」と述べている[7]。どちらも、絶筆の書『生きるとは何か』を含めた表現活動について、「何気ない」「肩のこらない」「純学問の分野からはなれて」といった評価をしているのだが、この点は、再考の余地がある。

もちろん、島崎には、『幻想の現代』や『心の風物誌』のように、最初から最後まで「随筆風」の著書もあった。しかし、実際には、島崎の主著は、『感情の世界』にせよ、『心で見る世界』にせよ、『生きるとは何か』にせよ、通常考えられている以上に体系的である。エッセイや随筆というと、日本文学における『枕草子』『徒然草』『方丈記』などを連想するが、島崎の著作は、これらとはゆかりをもたない。題材は、「人格」「人間」「感情」「生きる」などであり、終始一貫して人間の学の根本問題をあつかっている。いわゆる「随筆」のように、流されるままに自分の見聞や身辺雑事を書いて、嘆息とともに、素朴な感慨をしるすというようなことはない。かくも自制のきいた文体を、「つれづれなるままに、日ぐらし、硯にむかひて、心にうつりゆくよしなしごとを、そこはかとなく書き」綴った『徒然草』と同一範疇としてとらえてはならない。いわんや「純学問からはなれた」との見解については、島崎の業績の正当な評価とはいえない。

島崎は、学問からはなれたのではない。むしろ、学問の正当な課題に果敢に挑戦したのである。島崎は、人間の学が本来あつかうべきだが手に余るため放置していた問題に、あえていどんだ。人間の学は、客観化され、対象化された人間ではなく、具体的な人間をこそ研究しなければならない。それは、現実の人間、実際の人間であり、固有名詞をもち、生い立ちをもち、独自の価値観をもち、ある状況下に生き、笑い、泣き、悲しみ、愛する人間であり、怒る人間であり、時に協調しあい、時に敵対しあう人間である。このような、精神をもち感情をもつ存在をこそ、人間の学は研究しなければならないのである。

4　人間の思想と文体

人間について知ろうとする者は、精神医学者であろうが、哲学者であろうが、文学者であろうが、思考の唯一にして最大の道具たる言語に、徹底的な研磨をくわえなければならない。確立した学問の枠組みにおいてのみ通用するジャーゴンでは、皮相で陳腐なことしか表現できない。島崎の著作は、個別科学のアカデミックな約束事の掣肘を振りほどき、言語の限界にいどむことで認識の限界に挑もうとした。一見「随筆風」なのは、そのような主題のひろがりゆえのことと解するべきである。

論述は理路整然としていて、けっして「随想風」ではない。文体のかもし出す格調は、庶民的ではなく貴族的である。表現はやさしく、いかなる人の接近もゆるすが、内容は通俗的な心理学書があつかうことのできない根源的なことがらばかりである。実際、みずからの学問の目的を「究極において、『人間とは何か』という課題に対して、心理的側面から解決を与えるにある」[8]と述べる島崎の野心からすれば、「純学問」など、パスカルが『パンセ』で嘲笑した「抽象的な学問」にすぎない。それは、「人間に適していない」ものであり、「繊細な精神」を欠いた「幾何学」のたぐいにとどまるのである。

寺田寅彦や中谷宇吉郎のように、文章をも得意とする科学者が、本来の仕事とは一応別個に随筆を書いたというものでもない。島崎においては、『感情の世界』や『心で見る世界』は本来の仕事そのものである。とくに絶筆の書となった『生きるとは何か』については、その執筆のためにわざわざ長年勤めた東京医科歯科大学を辞すということまで行っている。ライフワークは、狭義の医学論文を書くことにではなく、『感情の世界』から始まり『生きるとは何か』にいたる一連の著作活動のほうにあった。

時実利彦は、脳生理学者として数多くの実験研究に従事し、後年に一般向けにわかりやすい啓蒙書を書いた。精神医学においても、学問的に確立した事実を、わかりやすく書き直した解説本が少なくない。しかし、島崎の場合、さまざまな学説や発見を調べ上げて、それらを解説したというものでもない。実際、精神医学の最新知見を知ろうとして島崎の本をひも解く者は、例外なく失望する。読者は、一般的な知識が広く収集され、秩序正しく整理され、わかりやすい形で陳列されていることを期待する。しかし、島崎の場合、精神医学の知見を論じている場合でも、例外なく独自の文体のなかに埋め込んでいる。血肉となり、すでに島崎の思想の一部と化したことだけが、引用されているのである。

5　体系としての『感情の世界』

主著のなかでも、『感情の世界』は体系としての骨格が明確である。この本では、島崎自身が「まえがき」において、同書の体系的性格をことわっている。「最初の章は、感情についての基本的原理を説明して以後の章にみちびきいれる項である」[9]としており、テーマを限定し、少数の命題を呈示して、そこから全体へと発展させる明快な構成を予告している。そして、全体が六章からなるが、第二、第三の章で「心のなかにいだく主観的なさまざまの感情」を、第四、五、六章でそれぞれ「美的感情」「社会的感情」「宗教的感情」をといった、基本的な構造を明示しているのである。

島崎の体系性は、題材の中心が「感情という非合理なもの」として示されている点にあるが、けっして、強引な論理展開で説きふせようというものではない。島崎は、自著の目的を「解明する」とか「説明する」ということはない。主題たる「感情」は「言葉ではあらわしにくい」ものであり、「一切をえがき整理しよう」とすると、理屈がかって本質を見失う。むしろ、「おおよそどんなありさまかをスケッチ」することのほうに力を注いだ。

島崎は、この「描写」「スケッチ」「描く」などの絵画に由来する言葉を好んだ。そこには、真偽、善悪、美醜などの価値判断をいったん保留して、まずは、目の前にある感情の諸相のありのままを、言語の力で写し取ろう、写生しようとする意図がある。島崎にとって、人間を知るとは、言語の描写力により絵画的に表現することであった。

スケッチの際には、「数おおくの人々の体験記録」を引用し、具体例によって語らせようとしている。この点が、臨床というフィールドをもつ精神科医の最大の強みである。例の引用は、明確な目的をもってなされている。

一見すると精神病理的な体験というものは、私どもの心とまるでかけはなれたものと思われがちだが、事実はそうではない。この人たちが描きだしたこの上ない幸福感、法悦感、あるいは震駭的な不安、絶望などを知ることによって、私どもの淡いさまざまの感情もはっきりそれと気づかれるようになるのである。[10]

すなわち、病理的事例への言及は、私たちとは無関係な珍しい体験の標本を展覧することではなく、むしろ、私たちの経験を理解するためにある。幸福とは何か、不安とは何か、絶望とは何か、これらは、私たちにおいては、淡く、あいまいに感じられているにすぎない。私たちの体験を内省的に掘り下げるだけでは、見えないものがある。これらの感情は、むしろ、病的な事例において、極端な形で示されている。大胆で自由なデフォルメがかえって対象の実像を映し出すように、病的な事例では、陰影と明暗の強調により、感情の特徴が誇張されている。こうして、見事に表現されている特異な感情に眼をむけてみると、ひるがえって、同様の感情が、私たちにも見出されることに気づかされる。私たちにはごく微妙な形でしか感じられないけれど、これらの感情は、じつは人間にとって普遍的な現象なのである。

人間の研究には、極端を通して一般を見るというところがあり、その点が文学との親和性を示している。「奇人とは『必ずしも』個々の特殊な現象とは限らぬばかりか、むしろ反対に、奇人が時として全体の核心をうちに抱いており、同時代のほかの人たちは皆、突風か何かで、なぜか一時その奇人から引き離された、という場合がままある」と、ドストエフスキーは述べる（『カラマーゾフの兄弟』より)。実際、ドストエフスキーの小説には、賭博者、殺人者、性格破綻者など、ろくでなしばかりが登場し、怪人物の博覧会を思わせるが、しかし、同時に私たちのなかにも怪物が住み着いていることを認識させる。

島崎にとっても、考察の目的はつねに「感情とは何か」「人間とは何か」といった普遍性のなかにあるが、精神病理的な体験について検討することは、人間一般に通底する問題を考えるよすがになる。極端な人間のなかに、よくみれば平凡な人間にも見出される特徴が、誇張された形式で表現されていると考えるのである。

6　レトリックの精神

島崎が文体を彫琢するとき、そこには、人文学的作品に通じる「レトリックの精神」が息づいていたことは疑えない。島崎は、人が知性をもつ動物であるのみならず、感性をもつ動物でもあることを知悉していた。それは、島崎が臨床医として接していた人たちだけではない。著作家として接するはずの未知の読者もまた、感性的な動物である。そのため、島崎は、読者に語りかけるとき、論理のみならず美感に対しても訴えてきた。知性のみならず感性に対しても訴えてきたのである。

島崎のように文体を彫琢した著作家に対しては、かならず、「詩的」「修辞的」「文学的」「哲学的」などのレッテルが貼られる。これらの形容詞は、とくに科学者が同僚を評するときには、例外なく批判的な含みを帯びている。その際は、これらのレッテルを貼る者は、みずからを「科学」の高みに位置づけ、具象的な事実のみに依拠することを主張し、著者の個性を反映するいかなる表現に対しても、それを「非科学的」として断罪するのである。

しかし、島崎の対象は、人間であった。島崎の読者もまた、人間であった。人は、けっして理屈だけでは思想を受け入れない。島崎は、みずからの著作が真に理解されるとすれば、それは、著作に流れる島崎自身の感情が読者によって共有されるときであることを知っていた。人を説得する際には、言葉に感情をこめることなくしては、不可能である。コンピュータにプログラムを記憶させるような調子で、相手の都合を考えに入れずに、無味乾燥な論理を機械的に他人の頭脳にインストールしようとすることは、失礼というものである。説得の対象は、何よりも人間である。

三木清が「レトリック的思考の根底にはつねに人と人との関係がある。それは論理的であるよりも倫理的である」[11]と述べているように、島崎の文体の背後には、つねに読者との関係がある。人間(にんげん)の学は、人間(じんかん)の学であり、レトリックの精神は、人と物との関係においてではなく、我と汝との関係において成立する。

島崎は、著作を独白として書いたのではない。島崎は、なま身の読者に語りかけた。誇りをもち、悲しみをもつ生きた人間に対して語りかけた。レトリック的に書くことで、思想を情熱とともに伝えようとした。読者のロゴスや理性に訴えるだけではなく、パトスに、感情に、喜怒哀楽に訴えようとした。レトリックとは、文章の小手先の技巧ではなく、むしろ、読者を人として尊重する姿勢である。レトリックは感情をもった読者に対する礼節であり、言語表現におけるひとつの倫理なのである。

7　人間観への覚醒

前述したように西丸四方は、島崎に「独自の精神医学的人間観」があるという。ここに人間の学の、自然科学と截然と区別されるべき特徴がある。人間と世界を全体としてどうとらえるか、その漠然とした態度が「人間観」と呼ばれる。人間観の一部は、統一された論理体系として表現できるかもしれない。しかし、核心は、言語によって表現できない。それは、著者の人間についての感覚的・直感的な把握であり、そこには、著者自身の感情的なものが基調気分として流れている。島崎の言葉を借りれば、それは、「わりきれぬもの」「汲みつくせぬもの」「含蓄的なもの」「非合理なもの」である。決定論を語るときには、宿命的、厭世的な気分が、「意志の自由」を語るときには、進歩的で楽天的な気分が反映している。さらには、そこには、人生にとって美とは何かといった、美意識の問題も含まれる。運命を受け入れる悲壮にか、運命に抗する気概にか。運命を受け入れる人間は、悲惨とともに偉大である。運命に抗する不撓不屈は、同時に往生際の醜悪さでもある。精神の至上の価値は、どこにあるのか。これらの隠された美的・感覚的な問題が、外見は理性的・論理的な思考に感情の磁場を与えている。

そして、このような人間観の感情的な側面を言語によってどう伝えるかが、人間の学の著者たる島崎の課題であった。著者自身にとっても言葉や理屈では説明できない審美的な感覚がある。言葉でいいえることなら、徹底的にいい尽くしえる。しかし、言語で表現できない感覚は、言外におのずと示唆されるのを期待するしかない。こうして島崎は、読者の知性とともに感受性にも訴えて、想像力を喚起させ感覚を覚醒させて、読者の脳裏にも著者同様の基調気分を再現しようと試みたのであった。

このように、島崎において、文体の美は、すべて著者と読者の感情の交流のためにあった。人間の描写は、時に、恐ろしいほど迫真的である。それは、島崎自身が人間から得た感動を、自身の文体を手段として表現しているからである。島崎自身が人間を理解するとき、そこにあらたな存在の可能性を発見し、強い感動を体験しているのでなければ、いかに文章を小手先で整えても迫真の表現は出来ない。いかに高度の演技力をもってしても、自身がしらけ切った俳優は、観客を酔わせることが出来ない。

精神が驚きと感動を伴う発見に震えるとき、島崎は、体験を表現したいという強い内心の衝動を感じたはずである。この感動をレトリックとして表現しえたとき、読者においても知性と感情は融合し、主客の分離すら感じさせない一体化のなかで美的な体験が創出される。こうして読者の精神にあらたな価値が生まれ認識は一変し、情操は陶冶される。それが人間観への覚醒であり、こうして島崎のメッセージは、読者の心中深くに達する。

［文献］

1　島崎敏樹『感情の世界』（岩波書店、一九五二）一頁
2　小田晋「島崎敏樹先生断章」（島崎敏樹先生追悼文集刊行編集委員会編集『心で見る生涯——島崎敏樹先生追悼文集』、九四—九七頁、東京医科歯科大学精神医学教室、一九七七）九六頁
3　前掲2参照、九六頁
4　吉田精一「解説」（島崎藤村自選『藤村詩抄』改版、岩波書店、一九九五）二二三頁
5　前掲4参照、二二三頁
6　西丸四方「身の上ばなし（「解説」にかえて）」（島崎敏樹『病める人間像』、一九八—二〇六頁、講談社、一九七七）一九九頁
7　佐々木斐夫「柊会から瑞泉寺まで」（島崎敏樹先生追悼文集刊行編集委員会編集『心で見る生涯——島崎敏樹先生追悼文集』、六四—六七頁、東京医科歯科大学精神医学教室、一九七七）六七頁
8　島崎敏樹『人格の病　新装版』（みすず書房、二〇〇二）二一頁
9　前掲1参照、ii頁
10　前掲1参照、iii頁
11　三木清『哲学ノート』（新潮社、一九五七）一二九頁

第Ⅱ章　人間の研究

一　人間とは何か

1　喪失を通して本質へ

島崎の関心は、疾患よりも人間にあった。「人間とは何か」「自由とは何か」「生きるとは何か」、これらがあらゆる著作を通じて終始一貫して問うてきたテーマであった。脳損傷を論じ、前頭葉を論じ、精神分裂病を論じというように、脳をめぐり、疾患をめぐって考察したこともあったが、それらは、島崎にとっては、人間を探求するうえでの題材にすぎなかった。『人格の病』において、次のように述べている。

正常の人間では、『人間とは何か』ということを内省的に求めるのは容易でないが、人間性そのものが奪われてゆく病態にある人間では、彼の意識の上にそれがありありと現れてくるのである。それはたとえていえば、もともと健康な人は「健康とは何か」と尋ねられても返答に苦しむであろうが、健康をいったん失った人は、失われた健康というものを痛切に意識できるのと似たものともいえよう。我々は、人間性自体をうしなってゆく人間を素材として追及するときには、彼の行動のみならず意識の面からも、人間性の本質に迫ることができる[1]。

すなわち、精神病理現象をあつかう場合でも、それはつねに原初の問いへと回帰する。「人間とは何か」、それこそが島崎にとって出発点であり、最終地点でもある。島崎にとって精神医学の目的は、「究極において、『人間とは何か』という課題に対して、心理的側面から解決を与えるにある」[2]からである。

2　人間を研究した精神医学者

人間の研究が、島崎の業績を他の精神医学者から区別する際立った特徴である。島崎は、人間の研究が個別科学としての精神医学の管轄をこえるのではという批判に気づいてはいた。しかし、織細なようで野太い島崎の精神は、このようなオカタイ外野からの苦言に委細かまわず、みずからの探究心に素直に従ったのであった。

　学問はかたいものである。（中略）すべて、ものを見きわめるためには、それをかため、動きのないものに静止させ、とどめなくてはならない。それが認識に必要な手続きである。しかし、認識という網ですくうとき、私たちの獲物となる固形物がすくわれ引っかかってくる一方で、網の目からしたたっておちる何ものかがある。（中略）認識の網の目からしたたっておちた流動的なもの――私はそれも知りたいとおもう。[3]

実際には、学者が「人間」を研究するには、並々ならぬ決心がいる。島崎と同時代に活躍した心理学者の宮城音弥は、著書『人間性の心理学』の冒頭で、以下のように力みかえっている。

　「今日の心理学は、実験と統計を用いる自然科学的心理学であって、人間性といった問題は主として哲学者またはモラリスト（人生論者）が扱うべきものだ」という人があろう。かつては、これらは哲学者やモラリストの守備範囲であった。彼らの直感は、この領域に貴重な遺産を残した。だが、いまや事態は変化した。哲学は自然科学における数学の地位を占め、それにあまんずる傾向を示しているし、モラリストたちの分析は過去のものになってしまった。

心理学は、哲学の遺産相続を開始すべき時期に到達したのである。そして、心理学の本質は、これらの伝統をひきついで――本書のなかで私が哲学者やモラリストの仕事を無視していないことに読者は気づかれるにちがいない――心の科学を樹立するにあることを私は疑わない[4]。

宮城は、このように所信を述べるとともに、一方では「実験と統計で扱えない分野があるのであって、これを捨て去って具体的な人間心理の解明はできない」として、実験主義者の反論を封じる。他方で哲学者やモラリストを、「あまりにも文学的であり、詩的感覚で人々の心をとらえようとしたもの」「およそ、明快さを書く文章」と断定する。そうして、自己の立場を「科学的人生論の試み」と位置づけるのである。この、各方面からの嵐のような批判を予想して、伏線を張ろうとする過剰防衛の努力は、「人間」という曖昧なものをあつかう学者の苦悩を如実に物語っている。

しかし、島崎は対照的に、静かに「私はそれも知りたいとおもう」とだけいったのであった。

3　医者の人間観の浅薄さ

精神医学者であって、人間を研究したということ、この点が島崎敏樹の存在を際立って個性的にしている。このことは多少意外である。医師、とりわけ精神科医は、そもそも人間の研究をこそ目的とするものではなかったか。

しかし、実際には、医学は、人間を研究する学問ではない。医者も、人間を研究することに使命感を感じていない。そもそも医者の人間観などたかが知れている。

「人間という秘密」の解明に生涯をかけたドストエフスキーは、『罪と罰』において次のように述べている。

「おい、ドクトル、君は、職業柄、だれにもまして人間を研究する義務があり、しかも、他の誰よりも人間研究の機会に恵まれている男だぜ。」（医師ゾシーモフに対するラズミーヒンの言葉[5]）

しかし、人間研究の機会に恵まれているはずのゾシーモフの浅薄な認識は、情熱家のラズミーヒンを著しくいらだたせたのであった。

医者は、多種多様な人間を見る機会に恵まれているが、それによって人間の深遠さへの興味がかきたてられるとはかぎらない。医者は、人間との接触を、「病気の治療」という唯一にして明快な目的のためにのみ利用する。それは、医者の大義である。「とにかく助けなければ話にならない！」、この職業的格率は、見失ってよいものは見失うように、聞かなくてよいことには耳をかさぬようにと、白衣を着るすべての者に強力な圧力をかけてくる。心の通いあった関係には不可欠な、あらゆる微妙な心理のひだは、この圧力の下ではかんなで削り取るように、そぎ落とされる。

医家の長男として期待されて育ち、結局、医師にならなかった萩原朔太郎は、幻滅と怒りをこめてつぎのように語っている。

医者にとって見れば、恋のやき付く情熱も、宗教の高い法悦感も、芸術の美しい幻想も、すべて皆肉体機能の変調であり、物質上の原因に基づくのである。医者の考える人生は、常に胃袋と肝臓と、中枢神経の細胞物質とによって現象している、純粋に唯物主義の人生である。彼らはその職業上の道義観で、人生の不幸を救済し、あらゆるすべての人間共に、生存の平等な幸福を与えようと意識している。しかも、彼らの道徳は、一滴の涙すら持たないところの、唯物主義者の義務感に本源している。彼らはその心の中でいつも患者に対する鉄のような愛を持っている。だが、けっしてどんな「人情」をももたないのである。[6]

人生を考える医者が精神科医であっても、大差はない。精神科医にとって、人の人生とは、常に脳みそと神経と、精神障害の統計分類とによって現象している、純粋に唯物主義の人生である。精神科医は、職業上の道義観で、人生の不幸たる精神障害者たちを救済し、あらゆる精神障害者に平等な幸福を与えようと意識している。それは、けっして非難されるべきことではない。しかし、精神障害を病む人の個性までは、どうしても頭が回らない。

医学の臨床研究は疾患を対象とし、個性のない均質な集団としての患者を想定している。そこには、個々の「患者」は相互に交換可能な存在であり、喜びも怒りも、いかなる感情ももたなければ、医者に不満をいうこともない。医学的操作にのみ機械的に従う、完全に統制された集団である。それは、個人間の強弱も優劣も利害の差もない、ある意味で原始共産主義社会にも通じるユートピアだが、同時に、個々の人格が内発的な動機で行動することをいっさい許さない完全な管理社会でもある。こういった架空の集団を想定して行われるのが、臨床医学の研究である。

精神医学においても、例外ではない。精神医学が臨床医学の一分野であることを主張したければ、臨床研究の前提にくみせざるをえない。やはり、没個性的な「患者」からなる集団を想定する。個々の患者は、「精神障害」としての典型的な症状パターンを表現してくれさえすればよく、感情や気分に流されるような、気まぐれなことをしてくれては困る。すなわち、臨床研究としての精神医学は、「精神障害」の研究であって、「人間」の研究ではない。医学は、疾病と障害の解明と、治療の確立こそを目的とし、医学の一分科としての精神医学は、精神障害の研究を目的とする。科学は、人生の意味や価値を教えてはくれず、医学、精神医学もまた例外ではないとされるのである。

多くの医学者は、研究の対象を狭く限定することを、科学者としての節度であると考える。精神医学者も例外ではなく、人間を研究の対象としないことが、怠惰として非難されることはなく、むしろ、謙抑として賞賛されることのほうが多いのである。

4 「人間の研究」と「幾何学の研究」(パスカル)[7]

学問が人間を対象としないこと、それによって、本来、人が学問に期待する根本的な問い「人間とは何か」という問いが、なんらの光も当てられないままに放置されることについては、特段、精神医学だけが責めを追うべき問題ではない。一九世紀後半に諸科学が細分化したことに、問題の根があるわけでもない。科学が発達し、人間を客体化して研究する学問が発展すればするほど、主体的な存在としての人間は見失われていく。そのことは間違いない。しかし、「人間とは何か」が不問に付されてきたことについては、すでに一八世紀にルソーが、「人間のすべての知識のなかでももっとも有用でありながら、もっとも進んでいないものは、人間に関する知識であるように私には思われる」[8]と述べている。

さらに有名なのは、一七世紀のパスカルの『パンセ』中のつぎのくだりである。

私は抽象的な学問の研究に長い年月を費やした。そして、その研究によって交わりうる人々が少ないのに嫌気を催した。人間の研究を始めたとき、私はさきの抽象的な学問が人間に適していないことに気づき、それを知らない人々よりもそれに深入りした私のほうが、いっそう自分の状態について迷っていることを悟った。(中略)私は間違っていた。人間を研究する人は、幾何学を研究する人よりも、もっと少ないのだ[9]。

医学は「抽象的な学問」ではなく、人間に適した学問であり、とりわけ精神医学は、「人間の研究」そのものであるはずである。しかし、実際には、医学はどれほど「人間の研究」にとって具体的でありえるだろうか。一方では、科学の一応用としての合理性と医学の下位分野としての謙抑性が求められ、他方では、患者という生身の人間を相手にする感受性が求められる。今日の精神医学は、後者については、とりあえず問題を先送りすることで、前者の理念に専心しようとしている。

［文献］

1　島崎敏樹『人格の病　新装版』(みすず書房、二〇〇二)二一頁
2　前掲書1参照、二二頁
3　島崎敏樹『心の風物誌』(岩波書店、一九六三)一九四頁
4　宮城音弥『人間性の心理学』(岩波書店、一九六八)i-ii頁
5　ドストエフスキー(江川卓訳)『罪と罰』上(岩波書店、一九九九)二八五頁
6　萩原朔太郎『虚妄の正義』(講談社、東京、一九九四、七二頁)(原著は、第一書房、一九二九)
7　パスカル(由木康訳)『パンセ』(白水社、一九九〇)
8　ルソー(本田喜代治訳)『人間不平等起源論　言語起源論』(岩波書店、一九三三)二五頁
9　前掲書7参照、一四四頁

二　心で見るモラリスト

1　フランスのモラリストの伝統

パスカルやルソーの嘆きにもかかわらず、人間の研究として、今日でも古びない成果と思われるものがある。パスカル自身もその一人であるところの、フランスのいわゆるモラリストといわれる人々の一連の仕事である。三木清は、処女作『パスカルにおける人間の研究』の冒頭で、モラリストをつぎのように紹介している。

私がもし教養と趣味あるフランス人に向かって、彼の国の文化を知るために読むべき、とくに三つの書を示すことを求めるならば、おそらく多くの者は、ラ・フォンテエヌの『ファーブル』、ラ・ブリュイエールの『カラクテール』とモンテエニュの『エセエ』を挙げるのを躊躇しないであろう。そして、もし彼が見識と理解ある人であるならば、彼はこれらのものに付け加えて、むしろこれらのものに先立って、パスカルの『パンセ』を私に勧めることを忘れないであろう。注意深い読者は、右の書の名を聞くことによってすでに、それらに共通なるものが何処かにあるかを察せられるに相違ない。相異なる視点を含みにせよ、これらの書物は等しく「人間の研究」

を目指している。人間の研究はフランスの思想の歴史において古い伝統を有する[1]。

モラリストの原型は、紀元前三、四世紀ごろのアリストテレス派の哲学者テオフラストスと思われる。このテオフラストスの『性格論(人さまざま)』をフランス語に翻訳し、同時にその付録という形でオリジナルのフランス版「人さまざま」を付けて『カラクテール』として出版したのがラ・ブリュイエールであった。

日本の読書家のなかでよく知られているモラリストとしては、三木の挙げたパスカル、モンテーニュの他には、ラ・ブリュイエールにも影響を与えたラ・ロシュフコーなどがいる。典型は、一六から一八世紀の思想家たちをさす。

彼らは、なま身の人間の姿を簡潔な形で、辛口の皮肉と意表をつく逆説をもって描いた。「モラリスト」という言葉からは、道徳を勧善懲悪的につきつめる、融通のきかない規範主義者を連想するかもしれない。しかし、彼らは、黒白の明確な価値基準をもって人間を断罪する道徳家ではなかった。彼らは、最終的に道徳や倫理に強い関心をもっていたであろうが、まず第一には、人間の観察に重点を置いていた。とりわけ、人間の誠実よりも虚妄を、善良よりも悪辣を、美質よりも醜悪をこそ、見つめようとしていた。あたかも彼らは、人間の虚偽、悪意、醜状を知ることなくして、真、善、美を語ることは出来ないと考えていたかのようである。

2　モラリストのフィールド

モラリストの人間に対するスタンスは、彼らのフィールドと社会的立場に影響を受けている。彼らの活躍の場は、フランスの宮廷文化、サロン文化であった。そこでは、教養と美貌を兼ね備えた上流婦人のもとに、野心あふれる青年たちが集い、言葉のセンスを磨き、芸術の趣味を養い、宗教を論じ、音楽を語った。しかし、そこでは、優雅なフランス文化の粋をきわめるだけでなく、野心の実現のために不可欠なマキャベリズムをもまなぶ。ぽっと出の青年が年上の女性に、たとえば、つぎのような「教育的指導」を受けるのである。

あなたは冷静な打算を働かせれば働かせるほど、出世できるのです。容赦なく打撃を与えなさい。そうすればあなたは人に恐れられるでしょう。宿駅毎に乗りつぶしては棄てていく駅馬のように、男も女もあつかうことです。そうすればやがてあなたはのぞみの絶頂に達することができましょう[2]。

こうして、純朴な青年は、たちまちにして、野望とそれを実現する術策をも持ち合わせたたくましい策士に成長する。打算と虚飾と陰謀のうずまくサロンにおいて、華やかな恋愛遊戯に興じながら、優雅とは何か、繊細とは何か、虚栄とは何かを身をもって知る。

それは、一種の人間教育である。狭量な理屈にとらわれ、煩瑣な議論に終始しがちな思弁哲学でもなく、幻想のなかで陶酔を味わうだけの柔弱な情操教育でもない。人間関係には、理解と信頼のみならず、取り引きとだまし合いも、また、不可欠な要素として含まれる。人間とは何かを体で覚えるには、得意の絶頂から失意のどん底までを経験しなければならない。こうして、実体験のなかで汚れ、たたかれ、鍛えられして、なお、そのうえで依然としてけがれることのない真実が人間にはあることを体得する。こういう清濁あわせのませる教育により、裏も表も知り尽くしたうえで、容易にゆらぐことのない確固とした人間観にいたりえるのである。

彼らの多くは、国王や封建諸侯に仕えるお抱え作家であり、才気と教養に富むサロンの英雄たちであった。とはいえ、彼らは、絶対君主への忠誠を強いられており、個別の人間への直截な批判は出来ない立場にあった。いきおい彼らの筆鋒は、「人間性」という普遍的なものにむかわざるをえず、ここに人々の行動をはすかいにながめて、人間の本性を探求するモラリストのスタンスが確立した。

モラリストの多くは、社会的にも、経済的にもけっして安定した立場ではなかった。法院評定官やボルドー市長を務めたモンテーニュ（一五三三―一五九二）や法服貴族の息子であったパスカル（一六二三―一六六二）は、むしろ例外である。ラ・ロシュフーコー（一六一三―一六八〇）は、名門貴族の出だが、宮廷の政争にまきこまれ、バスティーユに投獄されたこともあり、反乱が起こると、反乱軍と宮廷とのはざまで翻弄され、人に操られ、だしぬかれ、失意と栄光を繰り返しながら人間の観察を深めていった。『寓話詩』で知られるラ・フォンテーヌ（一六二一―一六九五）は、文芸の庇護者をもとめて、財務総監フーケに仕えたり、オルレアン公未亡人ラ・サブリエール夫人の家に寄食したり、銀行家デルバール家に移るなどしている。ラ・ブリュイエール（一六四五―一六九六）は、コンデ公に家庭教師として仕えるつつましい身として、一七世紀後半の宮廷や貴族の生活を観察し、パリ社会を描写した。

3　モラリストの関与観察

彼らがフィールドをもっていたという事実は、彼らの人間観に迫真性を与えている。精神科医にとって、フィールドは臨床である。文化人類学者にとって、フィールドは異文化である。社会学者にとっては、社会、とくに都市生活者の社会である。モラリストにとってそれは、たいていの場合、宮廷であり、社交界であり、貴族社会であった。彼らは、人間関係の混沌にみずからをひたしながら、世界観をつかみとった。その意味で、二〇世紀アメリカの精神医学者サリバンが、「関与しながらの観察」[3]により、『現代精神医学の概念』を書いたように、積極的に対人関係に関与し、成功と挫折を繰り返しつつ、人間の本性を身をもって研究したのであった。

彼らは、実体験をもとに特異な人間観を表現したという点で、生涯ケーニヒスベルクの町を出なかったカントのようなドイツの職業哲学者とは、際立った対照をなしている。モラリストたちの人間観は思想的に深いものがあるが、理想条件下にのみ可能な机上の理論をうちたてたわけではない。

論理の整合性のために、現実を捨象することは、彼らの欲するところではなかった。彼らは、人間を理解するのに、数学者の厳密性をもってするのではなく、むしろ、芸術家の感受性をもってしたのである。

かつて西田幾多郎は、フランス思想を評して、つぎのように述べている。

> 私は、ドイツ哲学の優秀さを疑うものではないが(中略)、フランス哲学にはフランス哲学に独特なものがあり、それはドイツ哲学やイギリス哲学にはないものであると思う。概念的体系にとらわれて案外に内容の貧弱なものよりも、かえって直覚的な物の見方考え方において優れたところがあるかと思う。私は、考えるに、ギリシャ哲学には深い思索的な概念的なところと、美しい芸術的な、直感的なところがあった。前者はドイツ人がこれを伝え、後者はフランス人がこれを伝えたといいえるではなかろうか。[4]

モラリストたちは、このようなフランス思想の伝統のなかにある。それは、人間を見るにあたって、まずは清濁あわせのむ度量をもってした。それは、必要以上に肩肘張った理想主義的、英雄主義的なところがなく、思想の偉大さをひけらかした大げさなところもない。人間には、既存の概念枠にとらわれたのでは、とらえきれない微妙な心理がある。理論的なバイアスをかける前に、人間の多様をまずは、そのままの形で受け入れ、みずからの感受性をたよりに直感的、芸術的に把握していこうという点に、臨床の知にも通じるものがある。

4　逆説・断章・警句

モラリストたちにおいては、人間に関する常識を疑うということに、大きな特徴がある。したがって、彼らは、逆説的な表現を好んだ。「哲学を嘲ることこそ真に哲学することである」[5]などは、そのなかでももっとも人口に膾炙したものであろう。

ラ・ロシュフコーは、とりわけ逆説を多用した。彼は、知識を体系化することをあえて避け、むしろ、短い断章のなかに警句的なメッセージをこめることを好んだ。「わずかな言葉で多くのことを理解させるのが、大人物の特質なら、小人は、それに反し、多弁を弄してひとつとしていうところなき天与の才能を持っている」[6]と、みずから語った。そのため、逆説のもつインパクトの強さをしばしば利用し、表面的に現れた行動の背後にある心性を、明らかにしようとこころみた。

「王侯の仁慈は、民衆に愛されるための政策にすぎないことがしばしばである。」

「世人が美徳としてたたえるくだんの仁慈は、あるときは虚栄により、時としては遊惰により、しばしば恐怖により、またほとんどつねに、虚栄と遊惰と恐怖との集合によって行われるものだ。」

「我々はだれも、他人の不幸を我慢してみていられるほど、気が強いのである。」

「賢人の沈着とは、心の動揺を心のなかに閉じ込める技術にすぎない。」

「われわれの悪行は、われわれの長所ほどに、迫害されたり憎まれたりはしない。」

「もし我々が欠点をもたなかったら、他の人の欠点に気付く場合、こうまでうれしくはないはずだ。[7]」

ただし、彼は、少々、逆説の切れ味におぼれたようである。「われわれの美徳は、ほとんど常に、仮装した悪徳にすぎない」[8]と、彼は言う。しかし、悪徳を仮装させれば、それはむきだしの悪徳ではない。誰の眼にも永遠に見破られず、本人すら見破れないまでに完璧に「仮装した悪徳」、そのようなものがあるとすれば、それは、美徳ではないかもしれないが、もはや悪徳そのものではあるまい。

人間の心理は、謎に満ちている。それは、ごく単純な欲望を土台にして、それを価値意識と結びつけて美徳にまで高めることができる。美徳の背後にあるエゴイズムを強調しても、それで美徳の美徳たるゆえんまで解明できるわけではない。それは、性欲を強調しても、恋愛心理の複雑微妙さを解明できないのと同じである。

モラリストたちの観察、人間に対するスタンスには尊重すべきものがあるが、彼らの人間観については、懐疑をもって接しなければならない。モラリスト的ないきいきとした関心をもって、はすかいに人間を見ていくこと、既存の価値観を当てはめるのではなく、つねに、公平で、物事を表裏両面から見るような自由な視点をもつこと、それらは、臨床家の視点から見ても、すぐれた見方である。しかし、モラリストたちがしばしば陥った暴露趣味的な矮小化は、結局のところ、人間の本性を見失うことになる。

【文献】

1　三木清『パスカルにおける人間の研究』（岩波書店、一九八〇）三頁
2　バルザック（高山鉄男訳）『ゴリオ爺さん（上）』（岩波書店、一九九七）一五一頁
3　H・S・サリバン（中井久夫、山口隆訳）『現代精神医学の概念』（みすず書房、一九七六）
4　西田幾多郎（上田閑照編集）『西田幾多郎随筆集』（岩波書店、一九九六）一一五頁
5　パスカル（由木康訳）『パンセ』（白水社、一九九〇）一六頁
6　ラ・ロシュフコー（内藤濯訳）『箴言と考察』（岩波書店、一九四八）四三頁
7　前掲6参照、一九―二三頁
8　前掲6参照、一七頁

三　ヤスパースとフロイト

1　ヤスパースと了解心理学

人間の研究としてのモラリストの業績を、ひときわ高く評価していた精神病理学者がいる。島崎がもっとも影響を受けたカール・ヤスパースである。実存主義の哲学で知られるヤスパースは、哲学に転じる前に精神科医として、精神病理学に従事していた時代がある。そのなかでも『精神病理学総論』は、この学の方向を決定した記念碑的著作とみなされている。

この精神病理学の古典を島崎は、実兄西丸四方らとともに訳している。島崎は、人間の研究のモデルを、デュルタイ、シュプランガー、クレッチマー、フロイトら多くの哲学者、精神医学者にみているが、そのなかでも最大の存在はヤスパースである。とりわけ、ヤスパースが「了解心理学」と呼んだものこそ、島崎の学の目的、『人間とは何か』という課題に対して、心理的側面から解決を与える」にかなうものであった。

ヤスパースにとって、了解心理学とは、体系的な学問ではない。むしろ、それは偉大な思想家の著作にこめられた人間をめぐる省察であった。

その基礎は古代哲学で、プラトンとアリストテレス、ストア派の哲学者である。しかしはじめて西洋的精神了解の世界全体を作ったのはアウグスティヌスであった。その後、多くの試みはアフォリズムの形をとり、ことにフランス人がそうだったが、モンテーニュ、ラ・ブリュイエール、ラ・ロシュフーコー、ヴォヴナルグ、シャンフォールなどがそれである。すべての上に立つ巨大なものはパスカルである。体系的なのはヘーゲルの『精神の現象学』一つである。それからあらゆる了解心理学者のなかで最も偉大で無比なのは、キェルケゴールとニーチェである。[1]

ヤスパースのあげる了解心理学の例は、哲学者、文学者など多岐にわたっている。了解心理学とは、単独の学問ではなく、人文諸学における人間知の総体であり、「非凡な人の直観によってのみ新たにまた明確に発見されたもの」[2]である。ヤスパースは、「一般的な了解関連の解明は、けっして整然と体系的に行われているのではなく、エッセーや省察や箴言の形で表されている」[3]と述べている。すなわち、了解の知は、「心理学」とはいうものの、学問的なディシプリンとして確立しえるようなものではなく、むしろ、「人間の個性に対する経験」の集積である。それは、法典を中心に発達した大陸法と対照をなすところの、判例を通して発達してきた英米法に比すべきものがあり、何にもまして、臨床の知における具体的な症例の集積にこそ通じるものがあるのである。

了解の知は、島崎が『感情の世界』を始めるにあたって、「欧州の思想家たちのすぐれた人間知が見いだした知識を方々にあみこんだ。この人間知を欠いては、感情は「生きた」感情としてとらえられぬからである」と述べているものと一致する。まさに、了解の知を欠いては、人間は、「生きた」人間としてはとらえられない。

2　ヤスパースのフロイト批判

ヤスパースは、了解関連においては理論化を控えるべきと考えていた。そのため、人間の学を「性的エネルギー保存の法則」に還元して、理論体系を強引にきずこうとしたフロイトに対しては、終始批判的であった。「フロイトは、了解関連から全体の心的経過の原因に関する理論を設定しているが、了解は本質的にはけっして理論化し得ない」[4]とヤスパースはいう。

フロイトの学説の誤りは、彼の了解の概念がますます単純になっていることにあり、それは理論における了解関連の混同と関係がある。理論は、単純化を促し、了解は無限の多様性を認める。

ところでフロイトはおよそ心的なものすべてをいわば唯一の一次的な力として広い意味の性欲に了解的に還元しうると信じている。特に彼の多くの弟子の論文はこの単純さのために、耐え難いほど退屈である。それはそれぞれの研究論文に同じことが書いてあることがもう前もってわかるからである。こうなると了解心理学はもはや進歩しないのである。[5]

神経症を論じ、人間を論じ、宗教・文化・芸術を論じても、答はいつも同じ「性欲」、これでは「何かを論じた」とはいえないのではないか。ヤスパースのフロイト批判の中心は、こういった単純化、矮小化にあった。

実際、フロイトはみずからが扱った問題の複雑さに気づいていたはずである。しかし、ひとたび人間の学を理論として体系化してしまうと、その後は、あらゆる議論は、この理論の妥当性のテストの場と化す。こうして、森羅万象は、一般原理からの演繹による解明にゆだねられ、毎度おなじみの説明があくことなく繰り返され、結果として、個々の事例に即した具体的な検討は、なおざりにされる。

汎性欲説には、単なる神経症の理論にとどまることの出来ない不穏なもの、過激な瀆神性とでもいうべきものが含まれていた。フロイトの賢明な頭脳が、この瀆神性がはらむ扇情効果に気づかなかったとは思えない。実際、追従者たちは、フロイトの挑発に見事に乗ってしまい、この紋切り型の図式を金科玉条としてたてまつった。祭り上げられると信奉者へのサービス精神が高じて、ますます単純きわまるメッセージを送るようになる。後年のフロイトは、あたかも、聴衆のリクエストに応えて、得意のレパートリーたる「リビドー狂想曲」を演奏しては拍手喝采を浴びようとしたかのようである。かくして、すべてをリビドーの経済学に還元する汎性欲説は、精神分析をセンセーショナルな存在に仕立て上げた。しかし、そこには、もはや、学問の進歩も認識の深化も実現しえない――、それが、ヤスパースのフロイト批判の核心であった。

ヤスパースのフロイトに対する見方は、感情的なきらいもあるが、ドイツの真のアカデミシャンの知的廉潔を示すものとして貴重である。

真の精神史の峰の上でキェルケゴールとニーチェがなしたことを、精神分析のほうは低地において、粗雑に裏返して、平均的凡庸と大都会的文明との低い水準に相応して、繰り返したのである。真の心理学と反対に精神分析は一つの集団現象であり、それにしたがって多数の文献が現れているが、ほとんどすべての根本思想と観察はフロイトから出ており、後継者はまるで何も付け加えなかったが、しかしかの運動を作り上げたのであった。[6]

ヤスパースは、一面ではフロイトが「多くの個々の了解関連に精通している」ことを認めつつも、その最良の部分は、「部分的にニーチェの学説を詳細に説明している」[7]と断定している。

3　ニーチェと了解の明証性

ヤスパースにとって、了解関連を理論としてではなく断片として著したニーチェこそ、称揚されるべき存在であった。罪を告白し、悔い改めることを勧める宗教が、いかにして、世界史的な規模で影響力を振るうにいたったか。そこには絶対者に対する奉仕を通して救済を求める、倫理的な動機があるようにみえる。しかし、ニーチェは、そこにこそ、友愛のかわりに憎悪を、扶助をよそおう敵意を、献身を介した支配をみる。高貴な倫理性の標榜の背後に、弱者の強者に対する言葉にならない憎悪や敵意が隠されていて、その復讐願望が道徳の形態を呈してくるというのである。とりわけ、他人に対する道徳主義は、倫理性の仮面をかぶった加虐欲求の発露であり、そこには、富める者、高貴な者、力強い者に対するルサンティマンがある。こうして、ニーチェは信仰と倫理の失墜を宣告し、もはや、ニヒリズムを徹底する以外いかなる道も閉ざされていることを示したのであった。

ヤスパースによれば、ニーチェは、ある心的なものから他の心的なものがもたらされる道筋を、納得のいくように了解させてくれるが、その際、その了解のなかに「明証性」があるという。

道徳的原則、道徳的要求や救済の宗教がいかにして無気力や憐れみや苦悩の意識から生ずるかをニーチェが我々に納得のゆくように了解させるならば、われわれは直接の明証性を体験するが、さらに進んでその明証性を遡及しえないし、それを他の明証性の基礎とすることもできないのである。[8]

この明証性Evidenzという概念は、法的な文脈における「証拠」や「証人」を意味するエビデンス、臨床疫学における統計学的根拠としてのエビデンスなどとは、同じ語だが、ヤスパースの語法は認識論的なものである。つまり、「先入見に毒された疑わしいものを退けた末に、たどりついたコギト〈我思う〉に、デカルトは、明証性を見出した」とか、「ベルグソンは、意識の直接与件としての内的持続に疑いえない明証性を見出した」などといった文脈と同じく、知識の真理性の根拠としての明証性Evidenzの意である。

了解の明証性は、何かの媒介なしに直接的に納得させてくれる。了解心理学の目的は、この明証性を獲得することを通して、「今まで気づかれなかった精神的関連を理解する」[9]ことにある。それは、了解した瞬間、「あたりまえ」の感すら抱かせるような種類のものだが、そのような自明な感じを抱かせるような点にこそ、了解の明証性の明証性たるゆえんがある。『精神病理学総論』においては、ヤスパースは、「攻撃された者は腹を立てて防御行為をするし、欺かれた者は、邪推深くなる」といった、まことに平凡な例をあげている。

4　明証性と精神療法

了解の明証性という点は、「心の臨床」にとっても、「人間の研究」にとっても、ないがしろにできない重要性がこめられている。「攻撃されれば身構える」「だまされれば疑い深くなる」、これらは考えてみれば自明のことだが、了解の筋道を丁寧に追わないかぎりわからない。その人の身になってみれば、簡単にわかるのに、その気にならなければわからない。ここに了解の真髄がある。考えることに怠惰な者は、自明のことすらわからない。結果として、了解の明証性に到達することが出来ないのである。

他人に対して警戒的で、過剰なほど身構えてとりつくしまがない人がいる。こういう行動にはわけがある。その人の背景を調べてみれば、たびたび攻撃されたことがあって、それで、「誰も信用するものか」というような、過剰な防御姿勢をとっているのだとわかる。こちらが一所懸命誠実に働きかけても、「お前など信用できない」というような尊大な態度で、あらゆる好意的なメッセージを拒否する人がいる。何かわけがある。あれこれ以前のことを尋ねてみれば、やはり、過去に信頼していた人に裏切られたことがあったことがわかる。

こういう陳腐なまでに自明なことでも、その人の背景に関心を抱き、その人の身になって想像し、その人の意識の筋道を丁寧に追う作業をしなければ、理解できない。了解とは、このように、感情移入のセンスがあり、想像力に富み、思考に勤勉な人にとっては容易だが、情性に乏しく、共感性が貧困で、思考に怠惰な人にとっては永遠に到達できないような種類の認識なのである。

臨床家にとって重要なことは、当事者というのは、当然のことと思われることにしばしば気づいていないものだということをよく認識することである。自分が人とうまくつきあえない理由が、かたくなな態度にあることに気づかないし、かたくなな態度が、かつて受けた心の傷によるということもわかっていない。患者自身が自分を主人公とする物語の筋を見失っている。ここに治療者と手を携えて、見失った了解の筋道を見つけて、自身の物語を取り戻すこと、患者自身が了解の明証性に達すること、それこそが、精神療法と呼ばれるものの本質である。

そして、このような認識の助けになるものは、日常生活を通した人間観に負うところが大である。誰でも精神生活の自明の了解的関連をたくさん知っており、これは生活の経験から教えられるものである。

ある人が了解的な認識を豊富に持っているほど、「心理学的説明」によるこういう分析がたくみにできる。[10]

すなわち、「人間の学」においては、了解関連のカードをどれだけ持っているかが、その人の理解力を決定する。こういった了解のカードは、自己の経験を読書経験によって肉付けすることで増やすことができる。それは、表面的な勉強で培われるものではなく、真の意味での教養である。じつに、ヤスパースは、「何を了解できるか、如何に了解できるかということは、彼の人間的水準の問題である」[11]とすら断定している。「君が心理学をどこで手に入れたか言ってみたまえ、君が何者かはそれで私は答えられる」[12]とヤスパースはいう。すなわち、了解関連においては、個々の人間の度量が問われているのである。

了解のトレーニングのためには、狭い学問的なディシプリンにとらわれていてはいけない。

了解の創造的な業績は神話において、又神話の理解において、偉大な作家や芸術家によって行われている。シェークスピア、ゲーテ、古代の悲劇作家、あるいは近代作家たとえばドストイェフスキイ、バルザック等を、倦まずに生涯をかけて研究して、はじめて内的直観が得られ、了解的想像が練磨され、種々の形姿が得られて、具体的に現在行う了解が行われえるようになるのである。[13]

5　了解の源泉としての臨床

臨床家にとって神話や文学や哲学にまさるともおとらぬ了解関連の無尽蔵の源泉は、ほかならぬ治療場面のはずである。哲学者や文学者がいかに博覧強記を誇ろうとも、臨床家たちには、膨大な症例の蓄積がある。何より、そこにあるものは、文献からの間接的な知識ではなく、臨床家たちがみずから患者との関係のなかに積極的に関与して、錯綜した感情の嵐のなかで見出したナマの知見である。学者たちの学識と臨床家たちの経験には、伝聞証拠と直接証拠ほどの違いがある。

ヤスパースは、精神医学者としては実務を欠いた文献学者であり、精神科医としては五年ほどのキャリアしかなく、その間も責任のある立場として患者を担当したことはほとんどない。一方、フロイトは、神経学者、神経病医としてのトレーニングこそ受けているものの、精神科医としての教育は受けておらず、四〇歳近くなって素人芸でヒステリーの治療に着手したにすぎない。しかし、フロイトのヤスパースに対する圧倒的な優位は、いったん始めた精神療法を、以後四〇年の長きにわたって続けたことにある。精神療法におけるインテンシヴな医師・患者関係には、そのなかに当事者として参与してはじめて気づきうるような、心理の微妙なひだがある。結果として、ヤスパースが因果関連の論理性との対比においてうきぼりにした了解関連の明証性は、フロイトと弟子たちによって、対人関係の学としての精神療法において、検証されていった。

精神科臨床における患者・治療者関係は、きわめて濃密かつ錯綜した対人関係であり、通常の対人関係においておぼろげにしかわからなかったことが、この特殊な状況下には際立った形で現れる。治療者たちは、このような場面に当事者兼観察者として遭遇している。患者と終生深い治療的関係を結ばなかったヤスパースは、治療的関与を通して人間の認識を深めることが出来なかった。しかし、精神療法家たちは、混沌とした治療関係のなかにこそ、人間理解のヒントを得ようとする。彼らにとっては、臨床経験の深まりに応じて、よりいっそうフロイトの洞察の意味が明証性を帯びて理解できるようになるのであった。

フロイトとその弟子たちの見出した臨床の知見は、フロイト理論を忠実に検証するものではなかったが、臨床をきわめた精神療法家たちを圧倒するような強烈な明証性があった。エレンベルガーは『無意識の発見』において、フロイト派の人たちが認識論に立つ人たちからの反論を受け付けなかった理由として、ハンス・クンツのつぎのような説明を引用している。

「精神分析家が分析の心理を経験するしかたが、論理的に公式化された認識のもつ通常の明証性をはるかに凌ぐ迫力と説得力を有するためである。……だから彼らが、それとは比較にならぬほどちっぽけな形式論理学的明証性と引き換えに彼らの確信を放棄するなどということは、まずありえないことだろう。」[14]

結局、フロイトの業績において、グロテスクな汎性欲論が否定されても、彼の創始した治療実践による経験知が否定されることはありえない。抵抗、転移、防衛機制などの概念は、精神療法の現場において、依然として有効な概念であり続けている。とりわけ、抑圧、否認、置き換え、同一視、反動形成、昇華などの防衛機制は、けっして病的なものではないが、精神療法における錯綜した治療関係のなかで、際立った形で見出される。そして、そのような心理作用は、ひるがえってみれば、私たちの日常生活の対人関係においても、微視的な形ではあれ見出しうるものなのである。

ヤスパースは、「(フロイトの)後継者はまるで何も付け加えなかったが、しかしかの運動を作り上げた」(『総論』)と酷評したが、実際には、フロイトの死後、後継者のなしたことは、フロイト学説の単なる追従ではなかった。精神分析学は、フロイト学説の批判と離反の歴史として発達していった。とくに新フロイト派とか文化学派と呼ばれるグループは、精神分析を汎性欲説の掣肘から解放し、社会・文化的要因を重視した独自の立場を作り上げた。精神医学を「対人関係の学」として定式化したH・S・サリバンらが「関与しながらの観察」において見いだしたものは、医師・患者関係からなにものもまなべなかった文献学者ヤスパースには到達しえないものばかりである。しかし、それにもかかわらず、その臨床の知は、まさにヤスパースのいう「了解の明証性」をもって、精神療法のプロたちの眼前に立ち現れてきたのである。

[文献]

1 Jaspers K, Allgemeine Psychopathologie. 5 Auf., 1948. ヤスパース(内村祐之、西丸四方、島崎敏樹、岡田敬蔵訳)『精神病理学総論』(みすず書房、一九五五)中二二一頁
2 ヤスパース「早発性痴呆の場合の運命と精神病の間の因果関連および『了解』関連」(ヤスパース〈藤森英之訳〉『精神病理学研究二』みすず書房、一九七一)(原著は、一九一三)二三〇頁
3 前掲2参照、二三〇頁
4 前掲2参照、二三二頁
5 前掲2参照、二三三頁
6 前掲1参照、九一頁
7 前掲2参照、二三二頁
8 前掲2参照、二二四頁
9 前掲1参照、七頁
10 Jaspers K, Allgemeine Psychothologie. 1 Auf, 1918. ヤスパース(西丸四方訳)『精神病理学原論』(みすず書房、一九七一)一八九頁
11 前掲1参照、二一頁
12 前掲1参照、二二頁
13 前掲1参照、二一頁
14 エレンベルガー(木村、中井監訳)『無意識の発見 下』(弘文堂、一九八〇)五六五頁

四　島崎における人間の研究

1　ヤスパースの「了解不能性」のテーゼ

島崎が人間の研究において最初に着手したことは、ヤスパースへの挑戦であった。ヤスパースの時代には、統合失調症はまだ「早発性痴呆」と呼ばれていた。ヤスパースは、精神病理学者時代に「早発性痴呆の場合の運命と精神病の間の因果関連および『了解』関連」と題する論文を発表し、「郷愁と犯罪」「嫉妬妄想――『人格の発展』か『病的過程』かの問題への寄与」とともに、それぞれにおいて、みずからの「了解と説明」の妥当性を検証している[1]。そして、多くの臨床例を検討して、「早発性痴呆イコール了解不能」という結論を導いていた。

臨床家としての経験を欠いていたヤスパースは、診療録や事件記録などの、すでに出来上がった資料をもとに、それらを詳細に検討するという方法をとった。それぞれの症例において、生育史を調べ、現病歴を検討し、月単位、週単位の大きな時間軸にしたがって、さまざまな出来事が相互にどのように関連し、どのように当事者の心理に影響を与えたかを検討し、どこまで了解しえるかを考察した。ヤスパースの研究は、診療録における小さな情報もおろそかにしておらず、じつに貴重な考察であることは間違いない。

しかし、症例に対するヤスパース自身の位置取りは、厳密にいえば学者のそれであって、精神科医のそれではないようにみえる。あるいは、精神科医といっても精神鑑定医のそれであって、精神療法家のそれではない。膨大な古文書を仔細に読み込んで、事実の真相に迫ろうとする歴史学者の執念は感じさせるが、患者との丁々発止のやり取りを通して、内面の微妙なところにふれていく精神科医の職人気質は感じられない。患者の心理に踏み込んだというよりは、むしろ、人間の外的な事柄から人間像を描こうとしているのである。

2　臨床医の体験から了解へ

島崎は、ヤスパースの「早発性痴呆イコール了解不能」のテーゼにいどむ際に、実際の診察を通して人間としての患者を理解していく臨床医の直接体験を重視した。

島崎の臨床医としての傑出したセンスを感じさせるのは、いささか意外なことに精神病理学へ転向する前の、脳病理学の研究においてである。「人間的分化機能の喪失を来した癲癇痙攣性脳損傷例」(『人格の病』[2]所収、オリジナルは一九三九)と題する症例報告において、島崎はつぎのように描いている。

彼女の手に一本の棒を握らせておき、把握持続の状態に置く。今棒の片方の先端を掴んで、彼女の握り拳の間から静かに棒を抜取ろうと試みると、即座に把握力が増して、抜取られようとする棒を強く掴む。で、棒を奪ひ取るには相当の力で引去らなければならない。次に棒を抜取る代りに、その両端を引張って無理に手掌を開かせようと試みる時にはどうかと見ると、彼女の指は、指を伸ばさうとする力に対して逆に屈曲力を増し尚棒を強く握る。さうして私は、手から夫れを奪ひ取る試みに失敗してしまふ。[3]

戦前に書かれたこの文章は、神経学とか精神医学とかの狭いカテゴリーをこえて、第一級の診察とは何かを考えさせる格調に満ちている。小田晋は、「脳病理学の論文としてはまことに珍しく、全く口をきかなくなった病者と、〈私〉である医師との交渉といえば交渉が、場合によってはブラック・ユーモアを感じさせるような借景描写として浮かび上がって来る」[4]と述べている。

患者の状態をよく見て、そこに医師が何ほどかの働きかけを行う。すると患者は、医師の働きかけに、時には抵抗するように、時には従うように、独特の動きをする。その動きのなかに医師は患者の言葉にならない言葉を聞き取ろうとする。患者の内なる意志をたしかめるために、医師はあらたな働きかけを加える。すると、医師の予想通り、患者は独特の反応を示して、自己を主張する。こういった医師と患者とのインタラクションを通して、患者の内面を理解していこうとすること、患者をこちらへ働きかけてくる精神的存在として見ていこうとすること、それこそが臨床の方法の真骨頂である。

近代の認識論が前提とした主体と客体との峻別、それは近代医学が依拠するところでもあるのだが、そこでは、相手の主体性を客体視し、精神的なものを事物的なものとみなす「物象化」の危険がはらんでいる。物象化は、患者の主体性を殺すのみならず、精神科医のアイデンティティをも殺す。精神科臨床においては、患者における精神的なものこそ尊重されなければならない。精神科医の職業の真髄は、物体と化した患者屍体を解剖し、観察する病理解剖医のような役割にではなく、なま身の患者主体に問いかけ、語りかける人間的な役割にこそ存する。患者自身が知性をもち、感情をもち、怒りをもち、自己を主張してくる存在であるように、精神科医も彼らに対するに、みずからの主体性をもってあたる。患者と協力したり、対立したりしながら、治療という共同作業を進めていこうとする。しかし、主客の分離により、患者を物言わぬ客体と化すとき、医師自身も患者の主体他者に働きかける精神性を喪失するのである。

島崎は、患者と医師との相互交渉のなかに、認識の方法を見出そうとした。こういった医師の主体と患者の主体との衝突を介しての認識の深まりこそ、サリバンが「関与しながらの観察」と呼んだものにほかならない。そこにおいてこそ、精神科医の真価が問われる。標本箱に入った昆虫を眺めるような態度では、話にならない。患者に直接問いかけ、働きかけ、慰め、勇気づけ、時にゆさぶり、時には挑発さえしながら、相手の出方をうかがいつつ、漸進的に理解していく。患者がもっともその人らしさを発揮するのは、人間関係における言動においてである。そして、医師がもっともその医師らしさを発揮するのも、患者とのやりとりにおいてなのである。

かった。

3　患者のなかの「人間」に迫る

癲癇痙攣性脳損傷の患者の場合、すでに人間としての主体性の大半は失われ、原始反射のみをのこしたメカニカルな存在と化してしまったように見える。しかし、島崎はそこにも痕跡的な「人間」を発見することに努めた。ことが統合失調症であれば、そこに「人間」を見出すことは、難しくない。最重症の神経障害においてすら「了解」をこころみた島崎にとって、統合失調症の了解は困難ではなかった。

ヤスペルスの系統のドイツ精神病理学と、フランスのブロンデルの思想では、我々は分裂病心性を覗き込むことができないとなっている。ヤスパースにおいては、分裂病者の体験の了解不能性と感情移入不能性とから、法則的に分裂病心性の根本は我々の彼岸にあるとされ、ブロンデルにおいては病者の体感異常の方面から我々には近寄れないものであると考えられているのである。しかし私はこれらの思想が真実を伝えているものとは思わない。[5]

島崎は、自信をもってこのように語り、人間としての病者を理解することが可能であることを示そうとした。患者に問いかけ、患者の言葉に耳を傾け、もう一度問いかけ、さらに話を聞き、といった往復運動のさなか、島崎は「追体験」ということを意識的に行っていた。

追体験とは、相手の人の状態に自分を想像的に変形させて、彼の心の在り様と同じ心的状態を得ようとすることである。即ち相手の心を自分のなかで模写することである。たとえば腹が痛んで苦しんでいる人の「苦しみ」を、我々は自分の腹痛の状況を心の中に想像して追体験できる。この作用にあっては相手の気持ちを自分の心の中に画くのであって、感情移入のように自分の感情を相手の中へ移しいれるのとは違う。すなわち主観の側で起こる体験であって、客観に属せしめられるものでないのである。また追体験では、相手の気持ちと同じ気持ちに自己を変形させることが要求されているから、自己の想像が誤っていた場合には追体験の価値がなくなる。であるから追体験では、真偽が問われているわけであって、一つの認識作用といえるであろう。[6]

こうして、島崎は、面接を通して患者の心理を自分の内面に共振させて、追体験を通して探求を深めていった。

島崎の探求の結晶は、一九四八年から三年にわたり『思想』に掲載された「人格の病」、四九年から五〇年にかけて『精神神経学雑誌』に発表された「精神分裂病における人格の自律性の意識の障碍」の二論文となった。前者は、一般の読者や人文系の学者たちに精神病の存在を知らしめた最初の機会となった。後者は、「わが国における記述精神病理学の嚆矢」となった。それらは、「人格の自律性の意識の障害を内包として、その外延を主観的、客観的といわず、多くの分裂病症状におよぼしたもの」[7]であり、「分裂病症状の統一的理解を呈示したもの」[8]であった。

[文献]

1　ヤスパース「早発性痴呆の場合の運命と精神病の間の因果関連および『了解』関連」(ヤスパース〈藤森英之訳〉『精神病理学研究二』みすず書房、一九七一)
2　島崎敏樹『人格の病　新装版』(みすず書房、二〇〇二)一五八―二〇五頁
3　前掲2参照、一八〇頁
4　小田晋「島崎敏樹先生断章」(島崎敏樹先生追悼文集刊行編集委員会編集『心で見る生涯――島崎敏樹先生追悼文集』、九四―九七頁、東京医科歯科大学精神医学教室、一九七七)九五頁
5　前掲2参照、三九頁
6　前掲2参照、八六頁
7　中安信夫「島崎敏樹　精神分裂病における人格の自律性の意識の障害」(中安信夫編集『精神科臨床のための必読一〇〇文献』、九六―九七頁、星和書店、二〇〇三)九六頁
8　前掲7参照、九六頁

五　人格の自律性について

1　人格の自律性の障害

(1)「人間の学」の二つの目的

島崎は、精神病理学に転向後の最初の論文「人格の病」を、つぎのように始めている。

完全に自由な、束縛というものをまだ知らない人に向かって、自由とは何かとたずねたならば、その人は、返答に窮するであろう。自由の人には自由の意識はうすいものである。今まで自由であった人が不自由の境涯におちいってみてはじめて、嘗ての生涯がどんなものであったかがしみじみと痛感され、体験を通じて自由とは何かが明瞭となる。

このように、自由とは何かという疑問は完全に自由な人について考える場合には、主観的体験を通ずるよりも客観的にその人の生活を観察するほうが解き易い。これに反して、自由を奪われた人間を対象とする場合には、その人の意識を通して主観の側から、何が自由であったかを求めてゆくことが容易となるのである[1]。

ここには、島崎にとっての「人間の学」の二つの目的が示されている。まず、第一には、人間にとっての本質的な問題を、病理を通してみようとすることである。「自由とは何か」を問うとき、まず、「自由を奪われた人間」を通してみようとする。「自由であった人が不自由の境涯におちいってみてはじめて」自由とは何かがわかるように、自由を不自由との比較を通して理解しようとする。そして、第二には、個人の心に映った、主観的な世界から、それを理解しようとすることである。「その人の意識を通して主観の側から」自由の問題にアプローチしようとする。すなわち、病理から正常を見ようとすること、主観を通して理解しようとすること、これらが島崎の目的の特徴である。

(2)　自律性とその障害

「自由とは何か」、この問に答えるために、島崎は「人格の自律性」という概念を措定する。それは、自由を保障する根本原理であり、行動と思考の通奏低音として機能するが、平常は表面には現われない。むしろ、自由を失い、不自由の境涯におちいった人においてはじめて、欠如態として顕在化する。そして、この欠如態としての「自律性の病」こそ、当時「精神分裂病」といわれ、今日「統合失調症」といわれる病態である。それが、島崎の仮説であった。

島崎は、「人格の形式そのものが変化する異常態、それは精神分裂病と呼ばれる」[2]と記した。「人格性の内容の変化が問われているのではなくて、本質的変化は人格性そのものに解体的変化が起こるにある」[3]とも述べている。その際の島崎は、この「人格性」という表現に、「自律性」というファンクショナルな役割をもたせたにすぎず、いかなる道徳的な批判もこめてはいなかった。

日本語の「人格」という語には、「人格者」「人格高潔」という意味あいにみられるような、徳性的な含みをもつ場合がある。しかし、島崎が「人格」という場合は、人間の核心の原理、自主・独立し、自律的に思考し、行動する法則性というような意味あいである。島崎は、「自我」という言葉もよく使用する。島崎において「人格」と「自我」とは、ほぼ等価である。「自我」に道徳的な含意がないように、島崎にあって「人格の病」には道徳的な含みはない。

実際、統合失調症くらい善悪を超越した存在はない。偽善、虚栄、嫉妬、敵意、利己主義など、人間の「性悪説」を支持する、あらゆるネガティブな心性に私たちは終生苦しめられる。それらを他者に見出せば、人間不信の理由となり、自己に見出せば、自己嫌悪の原因となる。それら感情の泥濘が一個人に不安や憂鬱を引き起こせば、それはすでに「神経症」と呼ばれる状態である。

しかし、統合失調症は、このような心理とは、ゆかりをもたない。この精神病は、人格機能のある次元を犯すが、それは、通常の情念の次元にはない。彼らのなかには、長い闘病の結果、かえって俗世界の垢が取れて、あらゆる葛藤から超越した仙人のようになった人物もいる。精神病院に長く入院し、悠々自適の生活を送る彼らのなかには、生存競争のいかなる塵埃にも汚れない、美しい無色透明となった人がいる。

私たちは、日頃、自分一人と他者全員、小さな自分と世界全体といった、ひどく不均衡な相互関係のなかで生きている。人と人とが集まり、集団を作り、組織をなすと、当然、相互の協調と対立が発生する。そこでは誰も卑小な存在にすぎず、面従後言の二言三言のときだけが勇敢で、それ以外は、いつも誰かのご機嫌を悪くしてはいないかと気をもみ、あたりを心配そうに見わたしながら、おどおどと生きている。そのくせ、この臆病な羊たちは、時おり、優勝劣敗の妄想にとりつかれて、本来の必要をはるかに超えた熾烈な競争をくりひろげてみたりもする。

統合失調症は、これら人間の醜悪さとは、無縁である。統合失調症の患者たちは孤独だが、人が集団をなすがゆえの惨めさ、哀れさからは、免れている。私たち俗物を俗物たらしめる、あの愚かさから、患者たちは解放されている。

しかし、彼らは、もっと根源的な部分で縛られている。夢と幻と想念の世界に遊ぶ彼らにしても、発病初期の恐怖と困惑を忘れはしない。彼らの内面をじわじわと病魔が蝕みつつあったころ、彼らは、見えざる存在の呪縛を感じていたはずである。

(3)　自律性への干渉

統合失調症の病理は、患者主体には、まず、自律的な活動に対する干渉として感じられる。自律的な活動を妨げるものを、島崎のある患者は「反我」と呼んだ。

「自分の意志を外から動かしているものがあるような気がします。(中略)なんと言ったらよいか、第二の自我とでもいうか、これが動き出すと反抗できません。」

「顔がいつもつきまとうようになりました。次第に固化して、僕の頭の中にはいってきました。メリケン粉の塊のようなもので、顔がそこから出てきました。メリケン粉のような感触を持ち、黄色い色を感じました。それが悪の意志——僕の自我に反対する反我とでもいうべきものです。」

「反我はエネルギーの源です。僕が何かしようとすると、にわかに反我が活動し始めて僕を圧倒してしまう。自分が何か態度をとろうとすると、事々にそれを打ち消してしまう。たとえば人が親切にしてくれる。これに対して自分が感謝しようとすると、反我がすぐこれを否定してしまう。すると自我が消えて反我のするなりになってしまうのです。」

「反我は人格的で魂を持っています。反我としての感情をもっています。僕自身がなんとも思わないのに、反我があの人は気持ちの悪い人だとかナントカ感じる。反我は非常に悪いもので、あらゆる悪徳をそなえた「人物」です。「悪のみを吸収する」これが反我の性格です。」

「そこにある万年筆をとろうと思うのも、それは僕がとるのではなくて、そばの反我がとるのです。ときには反我が殺意のような衝動をおこすこともあります。何をしても自分がするという感じがありません。自分というものは枯れてしまって、なにもかも反我がしているのです。表情も手足の動きも、何もかも反我に動かされているのです。しゃべっていても自分がしゃべっているという感じがありません。世間話などして人にお調子合わせているのは、あれは僕じゃない、反我がしているのです。」[4]

当初は、干渉主体を「第二の自我」と呼ぶように、自律性への干渉を、自我の分裂した感じとして受け取る。しかし、この自我の二重視とでもいうべき状態は、早晩、明瞭な他動感となる。頭に浮かぶ不気味な「顔」のイメージ、何かをしようとしても、何かを考えようとしても、ふいと邪魔をするように浮かんでくる不気味な存在、これが、この症例が「反我」と呼ぶところのものである。それは、行動であれ、思考であれ、当初の意志行動に対して、ことごとく対立するように出現する。

それは、もとをただせば脳裏の辺縁に浮かびくるイメージにすぎない。しかし、その自生的なイメージを自我へ帰属するものと感じられなくなるあたりから、統合失調の病理は深まりを見せる。自生的なイメージが、自分の頭のなかで、みずから作り出しているものとは見なせなくなる。やがては、イメージの主体、干渉の主体を、自我とは別に仮定せざるをえなくなり、こうして、他律性の体験が形成される。

自律性の障害の典型例は、他律の体験、先の「反我」の体験であり、これらは精神医学内部では「させられ体験」とか「被影響体験」と呼ばれる。しかし、島崎は、この自律性の障害を、狭義の他律体験に限定せず、多くの他の症状のなかにも見出そうとする。そうして、自律性の障害を第一原理として、他の多様な症状を演繹的に導いていく、公理系的な症状理論をきずいていった。

たとえば、「実感がない」「ありありとした感じがない」と訴える、いわゆる離人症状を呈する患者のなかに、島崎はつぎのような、いきいきとした能動感の喪失を見出す。

『自分』というものが頭のうしろのほうに感じられる。「自分」が前のほうにないので本を読んでも集中できない。前のほうはカラッポになっている。外から圧迫を感ずる。見えない力とでもいうものである。自分が何かしようとするとこれが妨害する。自分の気持ちに反したことが口に出る。やろうと思うことと身体の動きとが一致しない。」

「いつも考えが頭に浮いてくる。自分が考えるのではない。ひとりでに出てくる。考えが頭の中にポカリポカリと浮かぶという感じである。外からとびこんでくるのではない。」[5]

離人症状を呈する患者は、このように能動感の喪失に苦悩と当惑を自覚するので、微妙な疎隔感を熱心に訴えてくる。しかし、患者自身が、能動感の欠如を内面の苦痛として感じない場合、臨床的には「離人症状」とは見なされず、診療録上は、自律性の障害との関連が見えにくい。

統合失調症の症状の代表である妄想や幻聴についても、診療録上は、それらを「自律性の障害」と記載することはない。しかし、統合失調症が「自律性の障害」であるならば、妄想や幻聴においても、「自律性の障害」が伏流しているのでなければならない。

(4)　「言葉のサラダ」

つぎにあげる島崎の症例は、宗教的な妄想を訴える女性例である。

「一昨年の一月のことでございます。自然とわかったのでございます。お経の本に、鬼子母神は自分の子を飢えさせないために方々の親から子供をとっては食べていたという伝説がのって居ります。私は五人の子供を抱えていろいろ苦労しましたので、私も鬼子母神と同じに仏になったのでございます。五人の子は大にすれば日本のすべての人の現われであり、衆生でございます。それで私は衆生の母であり、天照大神であるのでございます。こういうことは何とはなしに感じてきましてね。……頭に浮かんでまいりましてね。浮かんでくればそれは取り去ることはできません。信念でございます。」[6]

この患者は、すでに発症から数年を経て、統合失調の病期が進行して、滅裂思考が顕著になった例と思われる。「五人の子は大にすれば」などの特異な語法、「あるのでございます」などの不自然な丁寧さなど、慢性期の患者に特徴的な奇をてらった言語表現が散見される。「鬼子母神」「衆生」などの語彙からして、病前、おそらくは法華宗ないし日蓮宗の素養の持ち主と思われるが、「天照大神」とも結びつくなど、神仏習合した特異な体験世界を形作っている。この荒唐無稽の宗教世界は、内的な観念の「なんとはなし」の発生を契機に、階段状の発展を示している。すなわち、「宗教妄想が前景に出ているのであるが、妄想着想（Wahneinfall）が無律的に生じてくるものであることがよくわかる」[7]のである。

この例では、島崎自身がやむをえず言葉をおぎなった可能性がある。この患者の衒奇的傾向、思考内容の飛躍、論理の弛緩からすると、文法的に正確で、かくも美しい日本語を発することはありえないからである。思考の滅裂が顕著になると、言葉は文法的な関連をうしない、断片的な単語の羅列に、不正確な助詞、助動詞の使用がくわわり、「言葉のサラダ」といわれる了解不可能な言語となる。

言葉のサラダにまでいたらなくても、ひとつの言葉が音の共通性だけをもって、他の言葉を想起させて、それらがつながって、以下に島崎が示すような陳述を生む場合がある。

「私と同室に、尾張から出た私の知合いと似た人がいます。その人をみると、ひとりでにオワリと念頭に浮んでくるのです。すると、命のオワリとか、女の人がオハリしてるとか、いろいろ聯想が浮びます。こんな聯想はみな外から思わせられて浮んでくるのです。外から入ってくるのです。」[8]

この症例では、自律性をうしなって、自然発生する無意味な語呂合わせが、結果として目につくが、その生成過程にはやはり、「外から入ってくる」体験があった。すなわち、「分裂病者によくある語呂合わせ風の観念聯合や観念移動なども、自分が考えてするのでなく、自分の外から思いついてくると感じられる」[9]のである。

(5) 妄想と幻聴

先の「鬼子母神」をめぐる物語は、一見して病的とわかるグロテスクな妄想であったが、統合失調症の患者のなかには、理路整然とみずからの内的世界を語る、一見して理性的な患者がいる。フロイトの論じた「症例シュレーバー」などは、その一例である。しかし、島崎によれば、このような論理の筋の通った妄想も、無律的に生じる着想を事後的に解釈して体系化したものとされる。たとえば、「向こうから来るのは変装した刑事だ」「自分が入ってゆくとまわりの人達が避けて出て行ってしまう」「飛行機がわざと自分の頭の上をとんでゆく」「扉の外で誰かが自分を見張っている」など、妄想知覚、関係念慮、注察妄想などの用語で記述される現象においても、患者の内面では、『そうした気持がひとりでに浮んできた』と感じられる無律的性質」を帯びているのである。

幻聴や独語は、どうか。これらにおける自律性の障害を理解するには、まず、思考の活動が、一般に、内言語と呼ばれる言語イメージに担われることに注意しなければならない。

思考は、内言語に形象化されない、無形の意味意識にとどまる場合もあるが、ある程度、論理的な思考を行おうとすれば、内言語の媒介なしには不可能である。内言語は、思考に感覚的性質と運動的性質を与える。感覚的性質によって、思考はみずからの声の聴覚イメージとして響き、こうして、思考する関西人には関西弁の旋律が、東北人には東北弁の旋律が奏でられる。上司に叱責されて緊張のあまり絶句した経験を想起して、どう弁解すればよかっただろうと考えている場合、上司の声は、抑揚も語調もそのままに脳裏に再現される。内言語は、運動的性質においては、言語運動感覚として意識される。訥々とした語り口の人には訥々としたリズムが、早口の人には機関銃のリズムが、咽頭に刻まれていく。

統合失調症患者がしばしば訴える幻聴、また、傍目にもすぐ気づかれる独語は、このような内言語の感覚的、運動的性質を考慮すれば理解できる。

内言語に自律性が失われ、思考が「勝手に浮んでくる」状態となったとき、内言語の感覚的性質は増強する。こうして、自分の考えは実際の声のように鮮明さを帯び始め、「思考化声」と呼ばれる症状となる。さらに感覚性が強まれば、もはや思考の自我帰属性は失われ、言語性幻聴に近づく。

「自分の考えているのとちがうことが――ちがう考えが頭の中でフッと出てきて、するとずうっと遠くの方で大きな声で同じことを言ってきました。頭にかかってきたという感じでした。」

「声が聞こえてきた。どなたも言ってくれるんじゃなくて、自分の気持からきこえるのさ。自分で自分の気持が浮んでくるのね……。」[10]

内言語の運動的性質が増強するとき、実際に喋っているような喉、舌の感覚が持続する。さらに自律性が失われ、みずからのあずかり知らぬままに喋り続けるイメージだけが暴走すれば、「のどが勝手に動く」「舌がひとりでに動く」と感じられる。運動的性質がさらに強まれば、人からもすぐに気づかれるような独語となる。こうなると、患者自身は、独語しているという自覚すらうしなっているものである。

2　中安信夫による批判

(1)「自我」は実体か？

島崎論文に対するもっとも根源的な批判は、島崎に最大限の賛辞を贈った中安信夫によってなされている。

中安にとって、島崎の「精神分裂病における人格の自律性の意識の障害」は、「精神病理学とはいかなるものかを教えてくれ」[11]、「生物学的精神医学から精神病理学へと展開する契機となった思い出ぶかい論文」[12]であった。しかし、同時に、中安は、「自我意識の異常と自我の障害に区別をつけず、本文中でいつの間にか、自我意識の異常を自我の障害へと化身させ、結果として『人格の病』を創出した」[13]点に疑問を投じてもいる。

実際、中安の指摘の通り、島崎の本来の目的は自律性という機能障害の措定にあったのに、いつのまにか「自我の障害」へ、ついには「人格の病」へと移り変わっている。問題は、「自我」「人格」といった概念が実体的なものと見なされかねない危険にある。

統合失調症(精神分裂病)の初期症状として自生思考を重視する中安の立場からいえば、「自律性の障害」や「能動性の欠如」自体の妥当性は、疑問の余地がない。問題は、自律性もしくは能動性の担い手としての「自我」を実体として認めるかどうかにあった。

島崎は、「人格の自律性の意識」をつぎのように定義する。

我々の精神作用は、それが思考であっても動作であっても、すべて自我の活動に基づくと体験される。すなわち自分が考えるのであり、自分が行うのであって、自我が自主的に精神活動を営んでいると意識される。これが人格の自律性の意識である。[14]

一方で、中安は、「自我なるものはあくまでもわれわれ個々の自我意識を通して類実態的に仮定されたものであって、決して直接的な対象とはなりえないものである……」[15]と述べる。そうして、「思いつき、ひらめき」や「入眠期体験」のように、明らかに「主体の意思の関与なく、全く自動的に」[16]発生する精神活動に注意を喚起する。そして、それらを説明するために、「自我意識が成立し得ない領域」としての「意識下・自動的精神機能」を想定する。その立場からすれば、「思いつき、ひらめき」や「入眠期体験」は、「起源が『自動的』なものである以上、当然のことであり、『能動性の欠如』は喪失の結果ではなく、元来ないのである」[17]とする。

島崎も、こういう自律性の意識は通常は自覚されないということを認めないわけではない。

精神作用が他から営まれたものでなく、自我の働きであるということは自明のことであるが、しかし常態では我々は反省的態度をとらぬ限り、「自分が考える」という風な精神作用の自我性をほとんど感じていない。

普通の状態でも、考えがひとりでに思いつくということはよくある。また、鼻唄をうたったり、チェッと舌打ちしたりするような際には、自分がするのではなくて、我知らずしているものである。道をテクテク歩いているときも同じようで、「自分が歩く」とは感じていない[18]。

ところが、島崎は、ここにおいても「自我の自律性」が潜伏しているのだという。

こういう状態は自我の活動の意識のないオートマティックな状態と普通言っているけれども、よく反省してみれば、我知らずとはいっても背後にかすかな自我感を背負っていることが判る。すなわち自動的とはいってもまったく自我からはなたれたものではない。動作なり考えなりがひとりでに生起してくるところの字義通りの自動性ではないのである[19]。

このような自動的な精神活動において、島崎のいうように背後に自我感があるかどうか、大いに疑問が残る。しかし、これらを「自律性の喪失」としてしまうと、統合失調症の体験との区別はつかなくなる。これら、いわば健全な自我感の喪失と統合失調性の自律性の障害とは、どうちがうのか。

(2)「ダブルメッセージ性」への着目

ここで、中安は、彼のいうところの「ダブルメッセージ性」に着目する。

分裂病性「自我意識異常」の特異性とはただ一点、分裂病患者が「自我意識の異常」を語りえるということである。例えば、作為体験において患者は、「……させられる」と述べる。(中略)筆者がここで問題にしようとしているのは、患者が「……させられる」とのべうること、すなわち陳述が可能であることである。このことはとりもなおさず、患者が「……させられる」と表現する心的事象が生起する、まさにその時点において、すなわち同共時的にその心的事実を体験として成立させうる基盤が存立しているということを示している。[20]

「……させられる」という患者の陳述は、その陳述の内容において、いいかえるならば自我意識のレベルにおいて「被動化した自我」の存在をわれわれに伝えると同時に、そうした陳述が可能であるという点で能動的な自我の存立をも示すという、一見するに互いに相反する内容を内に含むダブルメッセージなのである。[21]

ダブルメッセージ性において、はじめて体験における「自律性の障害」が問題化する。思いもよらぬことをしてしまったとき、「自分の意志を外から動かしているものがあるよう」だと感じる。「いつも考えが頭に浮いてくる」「考えが頭の中にポカリポカリと浮かぶ」、そのとき、一瞬「ナンダ、コレハ？」と自問してみても、「自分が考えるのではない。ひとりでに出てくる」としか思えない。すなわち、これらにおいては、「『被動化した自我』を憂うる『能動的な自我』」というダブルメッセージがある。

一方、「思いつき・ひらめき」「入眠期体験」「鼻唄をうたったり、チェッと舌打ちしたり」「道をテクテク歩いたり」などの、健康な自動的活動においては、「自律性の障害」は問題にならない。そこでは、ダブルメッセージ性がないからである。ハッと我に返り、「おや、いつのまにか、鼻唄をうたっていたな」「思えばずいぶん歩いたな」などとみずからの行動を振り返ったとき、そこでは「被動化した自我」は、すでに過去のこととなり、「能動的な自我」がそれをなんらの違和感もなく冷静に振り返るだけである。この場合は、「被動化した自我」と「能動的な自我」との同時共存という「一見するに互いに相反する内容を内に含むダブルメッセージ」は認められない。

ダブルメッセージ性への着目は、中安の慧眼だが、結局のところ、「自我、およびそれから自我意識が成立してくる過程の論証不能性」（中安）[22]という問題がのこされる。中安の二分法、「自我意識が成立し得ない領域」としての「意識下・自動的精神機能」と、自我意識が成立しえる領域としての意識的・随意的思考との関係も、未解決のまま残されている。中安は、「意識下・自動的精神機能」が意識化するとき、その際の「『能動性の欠如』は喪失の結果ではなく、元来ないのである」とする。それでは、意識的・随意的精神機能においては、能動性がつねに先行しているのであろうか。

「何ごとかを考えよう」「ほかならぬ私が、自分の考えようと思うことを、さあ、これから考えよう」、このような、自律性の意識が先行して、そういった自律性、能動性に先導されるようにして、精神機能があとからついていくのであろうか。

3　カントにおける自我概念

(1)　合理論の第一原理としての自我

中安の批判にもかかわらず、島崎が「人格」「自我」などの概念に固執したことは、理由のないことではない。

ドイツ精神病理学は、ヤスパース以来ドイツ哲学の影響下に発展してきており、ドイツ語圏特有の概念である「自我障害」'Ich-Störungen'などは、その代表である。

ドイツのみならず、フランスも含めたヨーロッパ大陸の哲学においては、自我意識は合理主義の核心であり、精神の本質そのものであった。精神の本質の病であるところの統合失調症に、精神の本質である自我意識の病の役割が割り振られたとしても不思議はない。

かつてデカルトは、『方法序説』のなかで、疑いえない絶対的な真理を求めた方法的懐疑のすえに、ついに疑いえない「われ思う、ゆえにわれあり」の命題に到達した。デカルトは、「われ思う」のなかに完全性の概念があって、それは感覚や経験によらず、生まれながらにもっている「生得観念」であるとすら主張した。この「われ思う」"cogito"こそ、自我意識と呼ばれ、哲学の第一原理とされてきたものであった。

(2)　経験の統一としての自我

カントは、経験の統一は、「われ思う」という自我意識なしには、不可能であると考えていた。「われ思う」という自我意識は、それなしでは、思考の論理的な前提が崩れてしまうようなものであるというのである。

『私は考える(Ich denke)』(という意識)は、私の一切の表象に伴い得なければならない。さもないと、まったく考え得られないようなものまでが私のうちで表象されるということになるだろう、そしてこれはかかる表象が不可能であるか、さもなければ少なくとも私にとっては無であるというのと、まったく同じことであろう。およそ一切の思惟よりも前に与えられ得るところの表象は、直観と思われる。それだから、直観における一切の多様なものは、かかる多様なものが与えられるところの主観における『私は考える』という意識に必然的に関係している。ところがこの『私は考える』という表象は、自発性の作用である。したがって我々は、これを感性に属するものとみなすことはできない。私はこの表象を純粋統覚(Apperzeption)と名づけて、経験的統覚から区別する、あるいはまたこれを根源的統覚とも名づける。かかる統覚は、『私は考える』という表象を産出するところの自己意識(自覚)であって、もはや他の統覚から導来せられえないからである。なお『私は考える』というこの表象は、他の一切の表象に伴いえなければならない、そしてまた私の一切の意識作用においてつねに同一である。私はまたかかる統覚の統一を自己意識の先験的統一とも名づける。それは、ア・プリオリな認識がこの統一によって可能であることを言いたいからである。もしある直観において与えられる多様な表象があげて一個の自己意識に属していないとしたら、これらの表象はあげて私の表象であるというわけにいかないだろう。要するにかかる多様な表象は、すべて私の表象として(私がこれらの表象を、私の表象としてかならずしも常に意識していないにせよ)、一個の共通な自己意識のうちに共在しえるための唯一の条件に必然的に従わねばならない、さもないとこれらの表象は残らず私に属しているというわけにいかないからである。そこでこういう根源的結合から多くの重要な結果が生じてくる[23]。

以上のように、カントにおいては、自我意識は、いっさいの意識作用に随伴する、いっさいの意識作用において同一である、他の経験から導出されることはできない(ア・プリオリ)、といった性質を有する。そして、以下に述べるように、自我意識による統一があって、表象の自己への帰属が保障される。

私は、直観において与えられた多様は表象を一個の意識において結合することによってのみ、これらの表象における意識の同一性そのものを表象できるのである。それだから統覚の分析的統一は、なんらかの綜合的統一を前提してのみ可能である。したがって『直観において与えられたこれらの表象は挙げて私に属する』と考えることは、『私はこれらの表象を一個の自己意識によって統一する、もしくは少なくとも統一しえる』ということと同じ意味である。このように考えることそれ自身は、まだ表象の綜合の意識ではないにせよ、しかしかかる綜合の可能を前提としている、つまり、私は、多様な表象を一個の意識のうちに包括することによってのみ、これらの表象を私の表象と称し得るのである。さもなかったら私は、私の意識しているさまざまな表象に応じて、それだけさまざまな『自己(Selbst)』をもつことになるだろう。直観における多様なものの綜合的統一は、ア・プリオリに与えられたものとして、私のあらゆる一定の思惟にア・プリオリに先立つところの統覚の同一性そのものの根拠なのである。[24]

経験は、現象の綜合的統一に基づいている、——換言すれば、現象一般の対象に関する概念に従うような綜合にもとづくのである。こういう綜合がないと、経験は決して認識にならないのであって、けっきょく漫然とした知覚の断片にすぎないということになるだろう。(「断片」の原語は、Rhapsodie——以下同)[25]

以上のカントの考えが、ヤスパースの『精神病理学総論』における「自我意識」の四標識、①能動性の意識、②単一性の意識、③同一性の意識、④自他の区別、にも強い影響をもたらしていることはいうまでもない。

(3)「知覚のラプソディ」としての統合失調症

カントが、統覚としての自我概念を論理的に要請したとき、統合失調症の心理に精通していたわけではない。しかし、カントが「さもないと」と、統覚の不成立が想定されるとした状態を列挙してみると、つぎのように、それは統合失調症の症状そのものではないかとすら思える。

「まったく考え得られないようなものまでが私のうちで表象されるということになる」

「これらの表象はあげて私の表象であるというわけにいかない」

「これらの表象は残らず私に属している、というわけにいかない」

「私の意識しているさまざまな表象に応じて、それだけさまざまな『自己(Selbst)』をもつことになる」

「経験は決して認識にならないのであって、けっきょく漫然とした知覚の断片にすぎないということになるだろう」

最後の、もっとも有名な「知覚のラプソディ」のように、『純粋理性批判』にはまるで、カントが統合失調症の心性を知悉していたかのような表現が頻出する。結局、「統覚の統一」という原則こそ、人間の認識全体の最高の原理なのである」と述べるカント的な視点からすれば、統合失調症の本質を「自我」や「人格」の病とした島崎の立論は、すぐれて的確なものであった。

カントの認識論には二元論的傾向が不可避的に含まれていた。この点は、カントの影響下にあるヤスパースが自我意識と対象意識とを峻別したことにも表れている。カント以降のドイツ観念論にあっては、この二元論の克服がひとつの課題として連綿と続いた。精神医学にも大きな影響をおよぼしたものとしては、意識を「何かについての意識」であるとして、志向性を意識の本質としたフッサールの現象学がある。

4　ジェームズの「純粋経験」と自我

(1)　自我意識は存在者か?

二元論の超克は、ドイツ語圏においては、アベナリウスとマッハに、フランスにおいては、ベルグソンの『意識に直接与えられたものについての試論』(『時間と自由』)に、日本においては、西田幾多郎の『善の研究』においてこころみられている。そして、このベルグソンと西田に強い影響を与えたのが、アメリカの経験主義の哲学者ウィリアム・ジェームズであった。とりわけ、西田幾多郎は、ジェームズの「純粋経験」"pure experience"の直接影響下に、みずからも「純粋経験」の語を『善の研究』のキーコンセプトとして用いている。

ジェームズの合理論批判は、自我意識を哲学の第一原理とする意識観において、自我意識が何らかの存在者を表し、それが同一性と能動性とを併せ持つとする点にむけられた。ジェームズにとって、意識はモノではなく、むしろ機能もしくは作用であり、そのかぎりでは、ジェームズは、意識が存在することを否定しない。

私が反対しているのは、ただ、「意識」というこの言葉が何らかの存在者を表しているということのみであり、私は逆に、この言葉がある機能を表しているということを強調したいのである。わたしがいいたいのは、物質的な事物の素材と対比される意味で、我々の思考をつくっているとされる原初的な素材とか存在の質などは存在せず、ただ経験の中にあって思考が果たす機能というものがあり、この機能の作用のゆえにこうした存在の質といったものが措定されることになったということである。この機能とは認識するということである。「意識」は、事物がただ単に存在するばかりでなく、報告され、認識されもするという事実を説明するためには、どうしても必要だと思われている。したがって、誰であれその第一原理のリストから意識という概念を消去しようとする者も、別の何らかの仕方でこの機能が果たされることを説明しなければならないはずである。[26]

(2) 意識の流れ

ジェームズは、哲学者として「純粋経験の哲学」を確立する以前に、心理学者として大著『心理学原理』を著した。その際には、「純粋経験」に相当する概念として、「意識の流れ」もしくは「思考の流れ」という表現を使用していた。それも、「意識」というモノがあってそれが流れるとか、「思考」というモノがあってそれが流れるというわけではない。ただ、「流れていること」だけがあり、その「流れる」という述語に主語を付してしまうところから、多くの誤解が発生する。その点を、ジェームズは以下のように述べている。

> 基本的事実――誰もが自分の内面経験に属していると認める第一の具体的事実は、ある種の意識が進行しているという事実である。「心の状態」が彼の中で相継いでおこっている。もし英語で 'it rains' とか 'it blows' とかいうように、'it thinks' ということが出来れば、事実をもっとも簡潔に、そして憶測を最小にして言い表しているのであるが、それができないので、ただ考えが進行する(thought goes on)と言わなければならない[27]。

「自律性」や「自我」概念にとって、とりわけ重要なのは、意識が、流れとよどみ、ジェームズの用語でいえば、「推移的部分」と「実質的部分」とを併せ持つということである。

われわれの意識の不思議な流れを概観するときに、まず注意を惹くのはその各部分の進行速度の違いである。それは鳥の生活のように飛行と停止との交替のように見える。一つ一つの考えを文で言い表し、一つ一つの文をピリオドで閉じるというような言語のリズムはこれを表している[28]。

この停止した場所を考えの流れの「実質的部分」と言い、飛行する場面を「推移的部分」という。そこで我々の考えは、常に、その直前のものとは違った実質的部分へと向かっていくようである。そして推移的部分の主な用途は、一つの実質的結論から他の実質的結論へと導くことであるといって差し支えない[29]。

この推移的部分は、島崎が、「そのさなかには自我の自律性を自覚していない」としるした、「道をテクテク歩いたり」「チェッと舌打ちしたり」に相当する。島崎の統合失調症の症例では、「考えが頭の中にポカリポカリと浮かぶ」に相当し、そのさなかは自我の自律性のない状態である。この推移的部分を、推移するそのままに内省的に把握することは不可能である。それは、ジェームズのたくみな比喩を使えば、「一片の雪の結晶は、温かい手でとらえたときにはすでに結晶ではなく水滴」にすぎないように、「コマの動きをとらえるために回転しているコマを掴み、暗闇がどのようなものであるかを見るために照明をすばやく明るくするようなもの」なのである。

ジェームズは、一面では、意識の「実質的部分」の重要性を認めている。「我々の考えは、常に、その直前のものとは違った実質的部分へと向かっていくようである。そして推移的部分の主な用途は、一つの実質的結論から他の実質的結論へと導くことであるといって差し支えない」と述べている。しかし、同時にジェームズは、「実質的部分」の重要性をもってしても、また、「推移的部分」の把握困難性を考慮に入れても、前者を強調しすぎて後者を無視することには強く反対する。「ともすればすべての学派が冒す大失敗は、これを無視し、流れの実質的部分を過当に強調することになるはずである」[30]というのである。

5　意識の流れと自律性の意識

(1)　静止した瞬間に自覚される意識

ジェームズの純粋経験の立場からすれば、島崎のいう「自律性の意識」は、意識の流れの静止した瞬間においてのみ自覚される。それは、ジェームズのいう「実質的部分」、彼の比喩でいえば、鳥が飛行をやめて停止した瞬間、一つ一つの文がピリオドで閉じられた瞬間、回転したコマを掴んだ瞬間、暗闇を見るために照明をともした瞬間に相当する。「推移する意識」を内省的にとらえようとした瞬間、「ハッとわれにかえる」瞬間であり、そのとき意識は推移を停止する。しかし、意識の流れは、すぐにまた再開し、再開するや否や「自律性の意識」は消失する。すなわち、「自我の自律性」は、仏教哲学における「刹那滅」にも似て、ごく瞬間的な「意識の実質的部分」にのみ生成し、推移することで消滅する。生成と消滅を刹那刹那に続けるが、永続的な実体としての自我は存在しないことになる。

健常者にあっては、「われにかえり」さえすれば、いつでも「自律性の意識」を自覚しえる。いかに精力的に働き、考え事に没頭し、議論に熱中していたとしても、ふと振り返ってみさえすれば、いつでも「自律性の意識」に回帰しえる。逆に、精力的に働き、考え事に没頭し、議論に熱中しているとき、そのさなかに、その没頭、熱中のまま、自分を見つめることはできない。自分を見つめさえすれば、すでに没頭でも熱中でもなく、ただ、充実感とともに「自律性の意識」が感じられるだけである。そのため、「自律性の意識」などないはずの、意識の推移的部分においてすら、「自我の自律性」が伏流しており、ひいては時間を超越した先験的な「自我」が存在し、意識の舞台で繰り広げられる表象たちの劇をつねに変わらぬ表情でじっと見つめているというような考えにおちいりがちである。そこにこそジェームズの批判の焦点がある。実際には、熱中、没頭のさなかには「自我の自律性の意識」などないのである。

(自我の意識は)それは、心理学上の目的から、霊魂のような不変の形而上学的実態である必要もないし、「時間を超越した」ものとしての先験的自我(エゴ)のような原理である必要もない。それは一つの考えであり、各瞬間ごとにその一瞬前の考えとは異なるものであるが、この一瞬前のものをも、それが自分のものとしていたすべてのものとともに包摂しているものである。すべての経験的事実はこの記述の中に尽くされているのであって、経過する考えと経過する心の状態が存在すること以外に何も仮定する必要はない[31]。

「直接に経験されないいかなる要素も認めてはならず、また、直接に経験されるいかなる要素も排除してはならない」[32]とするジェームズは、カントの統覚としての自我意識を「そうした存在者は虚構であり、具体的な思考だけが完全な実在である」[33]と評している。

ジェームズの見解は、意識が、このような流れとよどみ、推移的部分と実質的部分との入れ替わりを繰り返しながら、精神活動を営んでいくことにこそ、「純粋経験」の本質を措いたものであった。そして、「自我意識」に属するとされる、能動性、自発性、統一性、連続性などは、いずれもこの「意識の流れ」と「瞬間の停止」の事実に由来する。ただし、ジェームズはそこになんらの超越的な存在者も想定しない。「わたしの経験のある瞬間がそれに先行する経験の瞬間に後続するとき、私が実際に感じているのは、まさに前の瞬間から後の瞬間への推移が連続的であるということ」[34]であり、それこそが唯一の実在であるというのである。

(2)　意識の流れとよどみの諸相

ジェームズのいう通り、ある瞬間の経験とそれに続く瞬間の経験との差異がもたらす感覚には、独特のものがある。いずれにしても、もっとも自律的で高度の精神活動の場合でも、そのさなかには、同時的に「われ思う」という意識が感じられることはないようにみえる。中安が「自動的精神機能」について、「『能動性の欠如』は喪失の結果ではなく、元来ないのである」[35]と的確な指摘をしていたように、「自動的精神機能」のみならず「能動的精神活動」においても、その最中には、「私が」という自律性の感覚はない。

難しい証明問題を長い時間かけてついに解いた数学者は、大きな達成感を感じるだろう。それは強い意志と集中力を要する自律的・能動的な活動そのものであるが、実際には、数学者は、証明問題に取り組んでいるさなかには、「私が」という意識を自覚していない。対象(問題)と自我との分離など経験しない。ただ、難問に挑戦しようとする当初の意気込みそのままに、熱心に取り組んでいるだけである。ついに、解けた瞬間、大きな達成感とともに、冷静な自分にかえって、あの熱心に取り組んでいた頃の自分から少し距離をおくことも出来る。しかし、少なくともこのとき、今の冷静な自分とは別の、島崎の症例が「反我」と呼んだような他者性を帯びた存在を自覚することはない。自我の分裂は経験されない。

それでは、島崎のあげた「道をテクテク歩いたり」「チェッと舌打ちしたり」「思いつき・ひらめき」の例などの、健康な自動的活動についてはどうか。これらもやはり、そのさなかには自我の自律性を自覚していない。「さあ、これから私が」というような能動的な決意をもって、それらを実行するわけではない。「私が」という意識が問題になるのは、ハッとわれにかえって、意識の流れの連続性に小さな断絶が刻まれてからである。その際、「やっと家に着いたな」という安堵感があれば、自我の分裂など感じない。営業マンが顧客の苦情の対応に苦慮して、「チェッ」といってしまう。「舌打ちしてはならない状況で、つい、やってしまった」と思われるような場合は、後悔とともに多少の自我の分裂感を感じるが、そもそも「チェッ」といいたくなるようなムカツク状況だったのである。下唇を噛んで、あらためて不満の理由を噛みしめてみれば、自分の舌打ちももっともなことであり、自我の分裂などどこかへいってしまう。

入浴中、体が軽く感じられた瞬間、浮力の原理を思いついたアルキメデスの場合も、自我の自律的な思考として、この原理を発見した自覚はない。むしろ、その瞬間は大きな高揚とともに、超越的な存在が自分を動かしたかのような、一種の他律感が感じられたはずである。とはいえ、この僥倖を我が物として享受するうちに、アルキメデスは至福の感情につつまれ、自我の分裂など忘れてしまったのであった。

6　自律性の発生とその頓挫

(1)　意識の流れの寸断と自律性の発生

意識の流れのほとんどを占める推移的部分において、数学者は数式の迷路をさまよい、歩行者は家路を急ぎ、営業マンは顧客の無理難題につい舌打ちをし、アルキメデスは浴槽で体の浮動感を楽しむ。統合失調症患者においては、考えが頭のなかにポカリポカリと浮ぶ。これらのいずれにおいても、その最中には、自我の自律性の意識を感じない。

意識の流れの瞬間的な「実質的部分」は、「推移的部分」の転換ポイントにおいてのみ機能するが、そのポイントはその後の意識の流れを大きく左右する。そして、その瞬間に自我の自律性の意識は生き返り、かつ、その刹那に滅する。「私が」という意識が存在するのは一瞬間だけである。数学者はついに問題を解き、歩行者はみずからの歩みを疲労感をもって振り返り、営業マンは失礼な舌打ちに反省しつつも、顧客の理不尽さに怒りを噛みしめる。アルキメデスは世紀の大発見をして、歓喜のあまり裸体で街路に飛び出す。そうして、流れの転換以前のことを振り返ったとき、その一瞬において、自我の自律性の意識を自覚する。自我の自律性は、意識の推移中にはなかったものが、流れが寸断された瞬間に突如として目を覚まし、そうして、それまで推移していた精神活動を自我へと帰属させ、意識の流れに連続性と統一性をもたらしてくれる。

統合失調症においては、流れの瞬間的な部分が決定的な転換ポイントとして機能していない。「頭に浮かぶ考え」は、依然として自分の考えとは感じられず、自律性の伴わない、まるでひと事のようによそよそしい出来事にしか思えない。この流れの転換後に自律性を発生させることが出来ず、むしろ、かつて推移していた精神活動に自我違和的な異質感をともなってくるところに、統合失調性体験の特徴があるように思える。

中安が『能動性の欠如』は喪失の結果ではなく、元来ないのである」と、まことに見事な指摘をしたのも、ここまで見てきた点を敷衍すれば、健常者にあっても「自我の自律性の意識」は「元来ない」ものなのだが、振り返るたびに、そのつど生成してくる。統合失調症者にあっては、「元来ない」ものそのつどの生成が頓挫しがちであるといえよう。その際、島崎の例は、蘇生しきれなかった自律性を補填するように、自律性の担い手として、「反我」の存在を仮定した。その他にも、統合失調症患者は、「見えない組織」「ヤクザ」「秘密警察」などの具体的な対象を担ぎ上げて、「自動的精神機能」の主人を同定しようとする。それは、ひとつの「擬人化」である。すなわち、みずからの内界に発生したとはいえ、元来は、内発的な意志で動くのではない現象に、人間的属性を投射して、そこに違和感の担い手を読み取ろうとする。

かつて、ピアジェは、生命のないものに生命を、意志のないものに意志を見ようとする幼児のアニミズム的心性を心理発達上のポイントとして重視した。このアニミズムや擬人化と呼ばれる心性と、「自律性の障害」を「他律性」と見なして、その「他」なるものを「意志ある主体」と見なす心性は、きわめて類似している。アニミズムは、イギリスの人類学者タイラーが指摘したように、宗教や文化の普遍的源泉である。それは、環境に対する適応の一形式であり、生存を維持するために不可欠な思考様式なのである。同じように、統合失調症の患者たちも、自動化した現象を前にして、適応のための方略として、本能的に現象の主体を仮定する。

それでは、健康な「自我意識」はどうなのか。健康な人間は、意識の流れのもたらす現象に、「自我」というひとつの存在者の意志を確認し、物語をまとめていく。しかし、この先天的な能力もまた、一種の擬人化ではないのか。「元来ない」はずの自律性の主体を、ほかならぬ「私」において仮定することで、「自我の自律性の意識」という幻が生成するのではないか。

(2) 形而上学的問題としての統合失調症

統合失調症の心理に端を発した自我意識をめぐる検討は、このあたりまでくると、経験的な認識の限界に近づいてくる。中安は、「自我、およびそれから自我意識が成立してくる過程」が「論証不能」であることを認めていた。思弁的な議論を好まず、精神病理学の科学としての節度を維持しようとした中安が、率直にも「科学的検証が直接に及ばない領域にすでに踏み入ってしまった」[35]と吐露しているように、このテーマは、高度に形而上学的な問題である。それは、「自由意志と決定論」「心身問題」「存在と存在者」「実在と観念」「自然と自由」「言葉と物」などのビッグ・クエスチョンをはらんでいて、誰も真の解答を与えうるものではない。

しかし、確実にいえることは、統合失調症の精神病理が、これらのアポリアを考えるうえで好個の素材に満ちているということである。統合失調症の精神病理の中心には、これらの難問が居座っており、統合失調症の第一原理を理解しようと思えば、科学者としての節度をいかに維持しようとしても、この厄介なシロモノから逃れることはできない。それは、精神医学者に課せられた哲学的宿題である。テーマは、高度に臨床的な問題をもはらんでいるから、「哲学者にお伺いを立てる」という姿勢だけでは不十分である。統合失調症の臨床の担い手たちが、みずからの頭で、「精神病理学を哲学的に『考える』こと」(ヤスパース『精神病理学総論』における訳者序)が必要で、それこそ島崎が先鞭をつけたことであった。

今後、「人格の病」は、乗りこえられなければならない。乗りこえは、中安がこころみたように、島崎敏樹という巨大な山塊の頂点においてなされなければならない。稜線の最低地点をなす鞍部において島崎を乗りこえても、それは、島崎の取り組んだ問題を真の意味で克服したことにはならないであろう。

この章では、さしあたって、問題の所在を再確認するにとどめ、これ以上の考察は控えておこうと思う。

[文献]

1　島崎敏樹『人格の病　新装版』(みすず書房、二〇〇二)三頁
2　前掲1参照、四頁
3　前掲1参照、六三頁
4　前掲1参照、七頁
5　前掲1参照、一二六頁
6　前掲1参照、一二六頁
7　前掲1参照、一二六頁
8　前掲1参照、一二七頁
9　前掲1参照、一二六頁

10 前掲1参照、一二七頁
11 中安信夫「自我意識の異常」は自我の障害か――ダブルメッセージ性に着目して――(土居健郎編集『分裂病の精神病理一六』四七―七六頁、東京大学出版会、一九八七)七五頁
12 中安信夫「島崎敏樹　精神分裂病における人格の自律性の意識の障害」(中安信夫編集『精神科臨床のための必読一〇〇文献』、九六―九七頁、星和書店、二〇〇三)九六頁
13 前掲11参照、七五頁
14 前掲1参照、一〇八頁
15 前掲11参照、五一頁
16 前掲11参照、五八頁
17 前掲11参照、五六頁
18 前掲1参照、一〇頁
19 前掲1参照、一〇頁
20 前掲11参照、五三頁
21 前掲11参照、五四頁
22 前掲1参照、六二頁
23 I・カント(篠田秀雄訳)『純粋理性批判・上』(岩波書店、一九六一)一七五頁
24 前掲23参照、一七七頁
25 前掲23参照、二三一頁
26 W・ジェームズ(伊藤邦武訳)『純粋経験の哲学』(岩波書店、二〇〇四)一一頁
27 W・ジェームズ(今田寛訳)『心理学・上』(岩波書店、一九九二)二一二頁
28 前掲27参照、二一三頁

29　前掲27参照、二二三頁
30　前掲27参照、二二五頁
31　前掲27参照、二九九頁
32　前掲26参照、四九頁
33　前掲26参照、四四頁
34　前掲26参照、五五頁
35　前掲11参照、六三頁
34　前掲31参照
35　前掲11参照

六　感情の世界

1　精神医学と人間観

(1)『感情の世界』における汎人類的世界観

精神医学が人間についての深い認識を提供しえる可能性を示した、我が国における最初の著作が島崎の『感情の世界』である。一見すると軽いエッセイのように見える新書版の著書は、実際には、汎人類的世界観を説いた稀有な倫理書である。

ドストエフスキーは、『カラマーゾフ兄弟』において、イワン・カラマーゾフにつぎのようにいわせている。「病菌に冒された箇所を機械的に切断してしまうようなやり方から今度はもう完全に嘘偽りではなく、人間再生の思想、人間の復活と救済という思想に変わってゆくべきじゃないでしょうかね？」と。島崎は、まさしくこのような、復活と救済の思想を模索した。

島崎は、極端な性善説にも性悪説にも傾くことなく、感情のすべてをまずはそのまま受け入れようとする。島崎は、希望のみならず絶望も、愛のみならず憎悪も、感情の不可欠の要素であることを否定しない。さらには、感情にひそむ虚栄や闘争心や利己主義のような汚い部分からも目をそむけない。

しかし、島崎は、それらネガティブな感情を「機械的に切断してしまうやり方」をとろうとしない。むしろ、それらを包摂したうえで、悪も善も感情の同じ母胎から生ずること、攻撃性も人類愛も、欲求としては善悪の彼岸にあり、個体の維持と共同体の存立発展という生物学的目標を達成するためにあるということを強調する。そして、生命的感情は、無意識のまどろみから発生して、認識の建設と破壊を繰り返しつつも、その本性上、かつての揺籃の原初的一体感を希求しようとする。最終的に、島崎は、ゲーテの汎神論やベルグソンの汎人類的な「開いた社会」の主張にも通じるような、「普遍的生命への一致」の思想を説いたのであった。

(2)　文体の美に抗して

『感情の世界』は、一般向けに書かれたものであったから、島崎の表現は普段よりもさらに平易である。文体は、やわらかく、美しく、甘みを帯びている。大げさな語彙を意識的に避けているが、その謙抑性のためにこそ、かえって内容の深みが読み落とされがちである。

たとえるならこの著書では、講壇の島崎敏樹教授は、高度の内容をわかりやすく講義するあたたかさのみならず、うっかり眠ってしまった学生を無理に起こそうとしないやさしさまで持ち合わせているかのようである。講義室をうめた多くの学生たち、とはいえ、島崎教授は、すべての学生が自分の思索の跡を追えはしないことに気づいている。島崎教授は、自分のことを理解してくれるかもしれない、二、三名の学生だけにむかって語りかけている。その他大勢の学生まで力づくで説得しようなどとは思っていない。まして、安眠を妨害するような意地の悪いことはしたくない――。そのような温かさのなかにも冷静な雰囲気が、島崎の文体にはただよっている。

実際、『感情の世界』は、一読して眠くなる本である。文体は美しい旋律を奏でているが、それは、メリハリをあえて避けていて、ハイドンの交響曲「驚愕」第二楽章の「ティンパニの一撃」にあたるフォルティシモがない。人間観に関する著作においては、「世界内存在」とか「超越論的主観性」とか「絶対矛盾的自己同一」などといった、鬼面人を驚かす抽象語が混じっているほうが、眠気覚ましにはいい。しかし、こういう難解語を弄することは、島崎の文章美学が許さなかった。結果として、『感情の世界』は、ラベルの「亡き王女のためのパヴァーヌ」やドビュッシーの「牧神の午後への前奏曲」のような、静かで、甘美な、しかし、それゆえに、深みが読み落とされがちな著作となってしまった。

文体の美にほだされた読者は、作品を一種の唯美的な人生論として読むかもしれない。しかし、知的ダンディとしての島崎には、あえて誤解を解こうとせず、沈黙を守りつつ、内心で苦笑いをするような、孤独だが超然としたところがあった。しかし、いうまでもなく『感情の世界』は、唯美主義の不健康な頽廃とは縁もゆかりもない。私たちは、島崎が静かに語る言葉にこもるメッセージを読み取らねばならない。

『感情の世界』は、第一級の「人間の研究」である。しかし、そのことを理解するには、島崎の文体の放つかぐわしさに酔ってはいけない。これから、私たちも、魅惑されすぎない禁欲をもって、行間に潜む、島崎の人間観を読み取っていこうと思う。

2　あらゆる感情には意味がある

(1)　感情は〈心の病〉か？

島崎は、カントの『人間学』から、つぎの記述を引用している。

「相手をしりぞけるべきか手をさしだすべきか、考えに窮しているときに感情は生まれる。それは一時的な混乱である。それから情熱のほうは主体の理性で制御できかねるような傾向で、習慣的となった感性的欲望である。情緒は泥酔、情熱は毒による病である。情緒は堤をこえてあふれだす出水、情熱は堤の底をたえずくずしとってゆく水流で、どちらも〈心の病〉であり、精神医の治療が要る」[1]。

実際には、精神科医は、情緒も情熱も、どちらも〈心の病〉とはみなさない。島崎は、つぎのように述べる。

昔から多くの思想家にとって、情緒、情熱は、病であり異常であった。人間はこの「よくない状態」からなるべく早く回復しなければいけないものであった。（中略）だが現代では情緒の善悪を討議するよりも、それが私どもの生活に適不適どちらの作用を及ぼすかを考えるほうがふさわしかろうと思われる……[2]。

島崎の感情に対する態度は、ゲーテが『ヴィルヘルム・マイスターの遍歴時代』において「我々の持っている天性で、徳となりえぬ欠点はなく、欠点となりえぬ徳もない」と述べたものに通じる。私たちの愛は、容易に憎しみに変わりうるし、友情は、敵意に変わりうる。それならば、憎悪も敵意も、そこに時の流れと心の変化があれば、何らかのポジティブなものに変わりえるのではないか、そう考えていくことこそ、臨床の思考であろう。

(2)　感情をどう手なずけるか?

「あらゆる感情には人間的な意味がある」、それは、精神医学だけではなく、本来は人間の学全般の前提でなければならない。愛や喜びや幸福だけではない。憤怒、嫉妬、敵意、怨恨……、これらネガティブな感情すら、何らかの人間的な意味がある。これらの感情に、もし適応上なんらの積極的意義もないのであれば、ヒトは、進化の途上でこれらの不要な感情を淘汰させたであろう。

実際、あらゆる怒り、敵意、嫉妬、虚栄の存在しない、友情と、共感と、相互扶助と、やさしさだけで出来上がった社会を想定できるだろうか。ユートピア願望をもつ人は、それを原始共産主義社会において夢想した。なるほど、人間の汚れた感情の大部分は、個人の能力の差、幸運の差があって、それが幸福の不均等配分につながっているという、不公平感に由来するのかもしれない。しかし、現実には、不平等のまったくないユートピアとは、原始共産主義社会よりも全体主義社会に似ている。そこでは、敵意と憎悪は、「ない」のではなく、「許されない」のにすぎない。それは、悪夢そのものである。

三島由紀夫は、『鏡子の家』において、商社マン清一郎に、つぎのように言わせている。

彼によると、現在には破滅に関する何の徴候も見られないという正にそのことが、世界の崩壊の、まぎれもない前兆なのであった。動乱はもはや理性的な話し合いで解決され、あらゆる人が平和と理性の勝利を信じ、ふたたび権威が回復し、戦う前にゆるしあう風潮が生れ、……どの家でも贅沢な犬を飼いだし、貯金が危険な投機にとって代り、数十年後の退職金の多寡が青年の話題になり、……こうしておだやかに春光が充ちて、桜が満開で、……すべてこれらのことが、一つ一つ、まぎれもない世界崩壊の前兆なのであった。[3]

満開の桜の下で、おだやかな春の日を浴びた人々が実感するのは、憎悪でもなければ、敵意でもない。しかし、それは、真の意味での愛や友情でもない。

完全な平和と平等を与えられた若者には、もはや現状への不満をてこに未来を建設することはゆるされない。よりよい明日のために、手を取りあって生きていくということが出来ない。そこには、希望もなければ、生きていく理由すら見つからない。ゆるぎない権威の下で、青年たちは、「数十年後の退職金」に思いをはせつつ、国家に対する功労だけを唯一の目的として生きていく。それは、若者の健康な怒りを抑圧し、内発的な行動をとる自由をうばう、まったく絶望的なまでに閉塞的な状況なのである。

社会のレベルのみならず、個人のレベルにおいても、感情のあまりの清廉さは、不健康である。宮沢賢治は、辞世の詩に「慾ハナク、決シテ瞋ラズ、イツモシヅカニワラッテヰル」(宮沢賢治「雨ニモマケズ」)と理想の人間像を託した。しかし、友情と、共感と、やさしさだけで出来上がっていて、恨み、つらみ、おごり、怒りなどのネガティブな感情を欠いた人間は、本当は、理想の人間などではない。ネガティブな感情は、まさしく人間的な温かみの裏面であり、欲もおごりもない人間は、温かみも親しみも欠きがちである。

宮沢賢治は、そのような淡々とした透明な存在を肯定して、「ミンナニデクノボートヨバレ」(宮沢賢治「雨ニモマケズ」)ることをすら辞さない姿勢を示した。しかし、精神科医は、患者に、感情の嵐をもたない存在になることをうながすわけではない。とはいえ、感情の奴隷として、激しい情念の嵐に翻弄されているうちに一生を終えてしまうことも、また、残念なことである。感情という暴れ馬をどう手なずけて、生涯を社会と融和しつつ自己を実現させるか。それこそが、心の臨床の隠されたテーマである。

3　愛という感情

(1)「魂の医師」内村鑑三と「心の医師」祐之

「愛」は、進化の過程が弱肉強食、優勝劣敗だけを唯一の原理とするのであれば、というのむかしに淘汰されていたはずの感情である。愛は、親子の間であれ、異性間であれ、共同体成員間であれ、種族保存の本能に関係している。しかし、ヒトの社会が弱肉強食だけで成り立っているのであれば、性衝動のあらわな対決に圧倒されて、愛は無用とされたはずである。

対人援助の原点も、じつは、この理屈では不可解な「無償の愛」に基づいている。島崎敏樹の精神医学における師匠であった内村祐之は、実父内村鑑三の奉仕活動への情熱に、精神科臨床の原点を見ている。鑑三はアメリカ留学中、知的障害の子供たちの施設で、臨時看護人として働いたことがある。そのことについて、祐之はつぎのように回想している。

この仕事を父はみずから選んだのではない。旅費だけ工面して留学した、日本の苦学生たる父のために、たまたま白痴院近くに住む知人が探してくれた偶然のポストだったのだ。それにもかかわらず、父はこの仕事に大きな興味と意義とを見いだし、後に、当時の経験を数冊の著書のなかにしるした。ことに「流鼠録」という一文に詳しく記述し、白痴教育における愛と忍耐との経験こそ、あらゆる教育者の資格として、欠くことのできぬものだとさえ主張している。

この文の中には、何日もの努力の末、白痴の児童に、ささやかなことを習得させたときの歓喜が描かれており、また、白痴にとって最も重い処罰である断食を、父が身代わりとなって行ったため、その児童は友達の激しい非難を浴び、ついに悪い習慣は改められたというような経験が語られている。[4]

内村鑑三は、キリスト者として「魂の医師」をみずから任じていた。だから、息子祐之が医学部に進んで「身体の医師」を志したとき、感激屋の鑑三は、少なからぬ胸騒ぎをおぼえた。在学中、勉強よりも野球にうちこんだ祐之が、最終的に精神医学を選んで「心の医師」をめざすことを決めたとき、鑑三の感激はついに絶頂にまで高まった。感極まった「魂の医師」は、息子の卒業記念にスピールマイヤーの『神経系の組織病理学総論』を贈り、その扉に、英語で、"To be used in service of the suffering humanity."「悩める人類へのサービスのために用いられんことを。一九二三年四月一日、父より」との、青臭いメッセージを書き入れたのであった。

(2)　対人援助の原動力としての愛

それにしても、この施設での経験を熱っぽく語る鑑三と、それにすっかり魅せられた祐之の父子のことは、どう考えればいいのか。ある意味で単純な人たちであるともいえる。善意が人に伝わるということを何の迷いもなく信じているかのようである。無邪気で、天真爛漫な、楽天的な存在である。しかし、そこには、「安易なヒューマニズム」と切り捨てることをゆるさない、神聖なものがある。闇を光で圧倒する愛の力がある。不健康で退廃的なニヒリズムをよせつけない、真の精神的価値がそこにはある。

この理想主義の親子を見ていると、冷やかしの一言でも言いたくなる。しかし、内村父子には、それを口にした瞬間、みずからの醜悪さに激しい自己嫌悪を感じさせるような、そういった「厳粛なる無邪気さ」とでもいうべきものがある。対人援助の苦難の仕事には、基底にこのような単純で楽観的な人間愛が不可欠である。この父子のような情熱、愛と忍耐が人を動かすといった素朴な信念こそ、いかなる懐疑にも屈しない、対人援助の原動力になる。

この世には、普通の意味での生産活動には不むきな、知恵の不十分な人たちがいる。そのことは、否定しようがない。しかし、この人たちを介護する人にとっては、この人たちが社会にとって必要かなど問題にならない。ただ、「何とかしてあげたい」と思うだけである。かつて、ウォーコップが、「誰だって、とどのつまり考えた結果、慈善とはいいことだ、と決心したために慈悲深くなったためしがあるであろうか。同じことは愛に対してもあてはまる」[5]と述べたように、対人援助の原動力は深い思慮ではなく、むしろ、素朴な奉仕感情である。私たち人間には愛する能力があり、愛さずにはいられない本能がある。「諸事情を慎重に検討した結果、この人はまことにお気の毒で、私どもの援助に値するという結論にいたりましたので、さあ、これから、この人をお世話いたしましょう」というようなものではないだろう。

だから、私たち対人援助職に従事する者は、冷静な懐疑者としてよりも、まずは、ナイーブなヒューマニストとしてこそ生きるべきであろう。私たちは、知性と認識の賢者として尊敬されることよりも、単純で素朴な愚者として軽蔑されることをこそ望むべきであろう。その結果、嘲笑のまとになるとしても、それは、私たちにとって、この職に従事する者として、あえて引き受けるべき栄光なのである。

キリスト者内村鑑三にとっては、神への愛がすべての基本であり、神を愛するように隣人を愛し、その当然の帰結として恵まれない人々への慈善的扶助の精神があった。鑑三は、施設における奉仕活動においても、神への愛をもって、知的障害の児童たちに接したのであった。

(3)　表現による浄化

『感情の世界』における島崎の論調は、鑑三のような宗教性を帯びていないが、乾いた認識にのみ基づくものではない。島崎には、感情の諸相の分析を通して、あらゆる人間の生存には意味があることを証明しようとする熱意があった。

あるところに類のない奇形の白痴がいた。(中略)この娘の知恵の欠陥はこれ以上ないともいえるほどで、ことばをあやつれず、おうむがえしにひとのことばを断片的にくりかえすのが十数年間に習得したすべてであった。[6]

愛は、理解と共感があってこそ可能な感情である。精神科医が、学問の力を借りて、愛を実現することが出来るとすれば、それは、人間の多様な可能性に対する寛容さへの道を開くかぎりにおいてである。寛容こそ、精神医学の倫理的可能性である。

この娘は、どう教え込んでも、何ひとつ覚えることはない。高度産業社会の日本において、何らの生産的な活動も行うことはないであろう。ただ泣き、わめき、便尿失禁を繰り返し、食事も入浴も全部介護者にやってもらいながら、ようやく毎日を送っている。このような娘は、一般の人たちの目にふれることはないから、はじめて見る人はこの娘の生きる意味というものを考え込んでしまうかもしれない。

しかし、この娘にも、生きる意味はある。愛情をもって介護すれば、この娘の生きる意味が見えてくる。島崎によれば、この娘自身、感動的なまでに生きる意志を表現している。それどころか、健常者といわれる人たち以上に、天衣無縫なまでに生命の歓喜を表現しているのである。

知的にはほとんど見るべきものがない一方で、彼女は実にゆたかな感情生活をもっていた。満足して快適なときには気楽そうに肩をゆすりながらあたりを歩きまわり、自分のまわりをひとがはねれば、このリズムに同化して何回でもとびはね、ほとんど狂暴にちかいほどの喜悦の表情と動作をあらわした。しかし人が彼女をおさえつけて行動の自由をうばえば、全身をあげてふりもがき、奇妙なわめき声をたてて地団駄ふんだ。この怒りは、放たれたあとまで長くつづき、壁にひたいをうちつけ、両手でひたいをめったうちし、大声をあげて泣きわめいた。[7]

あらゆる感情は、表現されることを求めている。そして、この不幸にして知性を欠いた娘は、感情の激しい表現によって周囲の人たちを驚嘆させたのであった。

悲劇においては、アリストテレスが倫理的な効果を感情の浄化に見たように、観客は、憐憫や恐怖の感情に思うままに身を任せることができる。それは、劇場をひとたび出てしまえば、けっしてゆるされない奔放な表現である。劇中の人物は、感情を具現化することで、見る者をして鬱積していた情念の存在に気づかせる。

この知的障害の娘は、現実を抽象化して、感情を美的に高揚させる芸術の営みには遠くおよばない。しかし、この少女は、感情の奔流を全身で表現することを通して、介護者たちに生の躍動の本質を感動をもって伝え続けた。そして、島崎の寛容な視点は、この感情のゆたかな表現こそが、カタルシスとなり、心のケアとなることを読者に伝えたのであった。

この娘は、二十二年間生きたのち結核でなくなったが、死後脳をとりだしたところ、重さは二八〇グラムあった。二八〇グラムといえば、ふつうの人では生まれる前の妊娠八ヵ月の胎児にあたるのである。大脳皮質のこまかな構造をしらべたところもこの月数とほぼ一致した。けれどもあたらしい大脳皮質でおおわれた深いところの出来はくらべものにならぬほど立派で、生前の感情生活のゆたかさを思わせるに十分だった。[8]

(4) 愛による価値の創造

それでは、島崎は、愛の力をどこにみたのであろうか。島崎は、愛が精神的な価値を創造する可能性を何よりも強調する。「相手に価値がみとめられたからその相手を愛するというのではなく、愛によって価値はつくりだされる」[9]と島崎はいう。

愛は人をうごかすだろう、けれどもそれは人をうごかそうと欲しての結果ではないのである。結論からさきにいえば、愛は人をえようとする作用――人をうごかして自分のなかにとりいれる作用ではなく、自分をなげだして相手に没入し、相手のなかに生きようとする作用である。相手を自分に吸収して自分がふとろうとするのではなく、自分をとかし、なくして相手にあたえ、相手の生をより高めようとすることである。[10]

愛には、自己放棄的な側面がある。それは、「もとめる心なく、相手の中へ自分をなげいれ、ひたすら相手のためになろうとこころざす心」[11]である。それは、ことさら意識して相手の価値を高めようとするわけではないのだが、結果として、相手のなかに新しい精神的な価値を発見し、はぐくんでいくことが出来る。愛に値する相手だから愛するのではなく、愛すること自体に崇高な価値がある。「愛は盲目」との批判軽蔑はありうるが、むしろ、愛によってはじめて見えるものがある。愛なくしては見えないものがある。

重い精薄のこどもを他人が眺めるときには、どんなに手段を講じたところで知恵がのびるわけがないとわかるけれども、それは離れて傍から眺めるからそう見えるのであって、その子と一緒の母からすれば、こどものなかに「伸びる可能性」がたしかに埋もれているのである。母親の立脚点は可能性をひきだし高めてやるところにある[12]。

「障害者に偏見をもつな」ということは、実にたやすいけれども、重度の知的障害者や精神障害者に対して、はじめて接する人が、ただちに美しい感情だけを抱きうるとはかぎらない。食事も更衣も何もかも自分では出来ない、言葉も機械的なうめき声を出すだけ、大きな体なのに、オムツをして、尿臭のなかに横たわっている、そんな重度障害者に対して、ただ、手を差し伸べよ、偏見をもつな、といっても無理である。

しかし、母親は、そんな子供たちに対しても愛情をもち続ける。二十四時間介護する看護者たちも、日々接するうちに、次第に愛情を抱くようになる。そうして、毎日、接しているうちに、一見していつも同じうめき声をあげているように見える子供のなかに、小さいけれども、じつは、本人にとっては重大な変化があることに気づかされる。オムツの交換を求めるときのしぐさ、空腹を訴えるときの声音、なかなか眠れないときの不機嫌なそぶり、それらの些細な変化のなかに、その子なりの意志伝達の進歩が見出される。

それは、驚くべき発見である。この子は生きている。そして、懸命に自分の思いを伝えようとしている。そうして、それに応えてやると、うてば響くような返答を返す。それは、言葉にならない叫び声にすぎないけれども、あきらかに感謝の気持を示している。この子なりに、感情を表現しようとしている。この子にもこの子なりの達成がある。昨日よりも今日、今日よりも明日をめざして懸命に生きている。

こういう知的障害の子供のなかには、愛なくしてはいかなる可能性も見出せない。それどころか、愛が無から有を生むことすらある。愛は、創造でもある。子供のなかに可能性を見出したとき、介助する側も人生の意義を見出すことがある。

『生きるとは何か』にも、つぎのような例をあげられている。

たとえば、生まれつき知恵が育たず、手足がつっぱったきりの娘をもった若い母がいる。知恵はすこしものびず赤ん坊同然だが、からだだけは一人前に育っていく。母親はちょうど丸太棒をせおったようにのけぞったままの娘をぐるぐる巻きに背中にくくりつけて、週に二回マッサージ師へかよう。あまりにみじめなので、まわりでは施設へあずけてはどうかと母親にすすめるけれども、どうしても彼女は聞き入れない。もう学童に近いくらい大きくなった硬直したからだが、マッサージで柔らかになる見込みがまったくないことは彼女も承知しているけれども、この子を手放してひとりになったら、自分の暮らしの張りがぬけおちてしまう[13]。

愛は、建設でもある。この母親は、丸太棒の娘との共同生活のなかに、自身の生きる理由を見出していた。心身の不自由な娘との暮らしのなかで、さまざまな出来事がこの母親の脳裏には刻まれていく。毎日が無我夢中だが、かけがえのない貴重な日々として、美しい記憶が重ねられていく。

4　憎悪という感情

愛が創造であり建設であるように、憎悪は、支配であり破壊である。「近代社会につきものの人間関係のように、私どもが相手と心の底までのつきあいをしないですめば、先方との間に愛も生まれないかわり、憎悪という根ぶかい反感もおこらずにすむであろう」[14]と、島崎は嘆息する。

確かに、心の底までのつきあいをしないでいると、愛は生まれないが、憎悪だけは不思議に湧き出てくる。愛の泉は涸れても、憎しみの泉は涸れることがない。愛という感情はもろいけれど、憎悪という感情はきわめて頑丈で、かつ、癌細胞のようにどこへでも浸潤する。

近代社会は、人間関係の感情的なものを希薄にさせたが、力関係だけはあらわにした。我と汝の関係の前に、まずは、強者と弱者、勝者と敗者、優位と劣位といった順位関係を際立たせることを要求する。そこでは、幸福は勝利に取って代わられ、敗北は嫉妬を引き起こし、結果として「他人の失敗こそわが幸福、他人の成功こそわが不幸」といった、まったくもって殺伐とした心性が蔓延する。人間関係は、支配と服従という性質を帯び、愛や共感は容易に手のとどかぬところへ行ってしまったが、憎悪や嫉妬は、そこら中にあふれている。

愛においては、自己を放棄して、相手のなかにおいて生きようとするが、憎悪においては、自己を主張し、相手を征服することが目的の中心となる。他者は、自分の前に立ちふさがる障害物にすぎず、破壊し、征服し、支配しなければならない。相手のなかには、人格を認めない。むしろ、相手の人格を徹底的に破壊することが、憎悪の憎悪たるゆえんである。それどころか、憎悪の人は、相手から憎悪されることを歓迎するものであり、相手の復讐心の強さをもって自身の征服の成果を確認し、虚栄心のよりどころとする。他者を征服し屈服させ、屈辱感を味わわせることが、人生至上の喜びとなる。

憎悪は、いたって感情的なものだが、それが知性による改変を受けると、多種多様、複雑怪奇な様相を呈する。

……おとなとなれば憎悪のあらわれは非常に複雑となり、全然ちがったマスクをかぶってしまったりする。憎悪の相手に似た人物、同業人、同国人などに反感をもつのはすぐわかることであるが、幼少期に父母や教師からふかい心の傷をおわされて、それがいやされずに育ったような場合には、後年になって生活態度全般に根本的憎悪がいろいろの形でしみこんでいるようになるであろう。つねに首席をしめて、ほかの者をしめだそうとする排他性もそれである。いかにも円満な、その実あたたかみのない家庭をつくって、家族に十分以上の物質的享楽をあたえ、そとから羨望させ、そうすることによって家族自身を虚栄で頽廃させてしまう巧まぬ破壊性もそれである。財力、政治力により、まわりの人を自分の傘下におさめる冷酷な支配者気質や、もっと露骨になれば生きる目的を人間一般への復讐におく人々ももちろんそれである。[14]

5　幸福と成功

(1)　幸福と成功の混同

愛があれば憎しみがあり、友情があれば敵意がある。両者は、表裏一体である。しかし、今日では、本来、フィフティ・フィフティであるべき、「愛・友情」対「憎悪・敵意」の比率が、圧倒的に後者優位になっている感は否めない。

ここまで、憎悪が蔓延してしまったのは、なぜか。そこに「幸福と成功の混同」という、深刻な倫理学的問題が隠されているように思う。これから、島崎の思索の跡を追いながら、その点を考えてみよう。

いったい、幸福は、いつの時代にも倫理学の根本問題であった。人生の価値も、社会の目的も、究極的には幸福の実現にあるはずであった。しかし、今の時代の私たちくらい幸福について考えない者はない。

医者、とりわけ、精神科医が幸福を論ずるとジョークとみなされる。それは、まったくもって科学的でないというわけである。実際には、精神科臨床の窮極のゴールは、幸福にある。患者は、精神科医のもとを訪れるとき、何よりも自分が不幸な人であり、ほかならぬ幸福こそ自分に欠けていると思っている。医療そのものの憲法上の位置づけも、「健康権」(二五条一項)と並んで、「幸福追求権」(憲法一三条)を保障することにある。医者が幸福について何も考えないとは、患者にとってまことに不幸なことである。

幸福について語らないのは医者だけではなく、すべての人がそうである。幸福は、形のない、精神的な価値、感情的な価値である。それはじつに眼に見えない。そこで、人々は、幸福について語ることを断念し、形のある成功について語り始めた。こうして、成功が幸福に取って代わった。

(2)　自他の区別と混同の発生

幼少のころ、私たちは、成功のことなど考える必要がない。幼少のころの私たちは、すべて幸福のなかにあり、いきいきとはずむような命の力に突き動かされて、天衣無縫の喜悦のなかにいる。

生命的なゆたかさは私どもを一ヵ所にかたまらせずにつねにのばしていく原動力である。そこでよろこびとは、そのもっとも根本的な「存在的喜悦」についていえば、自己発展していく生命体の意識だといってもさしつかえない。だから私どもは子供たちのうごきをみると、全身からよろこびが放散しているように感じる。子供のなかにひそむ強力な自己発展性によって、子供は本来よろこぶことしか知らない。もちろん怒ったり泣いたりはするけれども、そのなかにさえ生の躍動がうかがわれる。——これが自然である[15]。

それは、すべての人と融和し、無邪気な一喜一憂にあけくれ、それが「幸福」という名で呼ばれることすら知らない、まどろんだ日々である。

青年期をむかえると、もはやこのような天真爛漫さは許されない。自我の目覚めは、どうしようもなく他者の存在を意識させる。他者は、自分に好意をよせてくれようと、敵意をむけてこようと、いずれにしても、自分を誤解している。彼らにいかに誠実であろうと努力をしても、完全な理解は得られようもない。他者の自分に対する思いが誤解に満ちているように、自分のもつ他者に対する恨み、つらみも、すべてはおそらくは、誤解に基づくのであろう。愛すること、憎むこと、すべては、いやらしい心理の駆け引きを伴ってくる。侮辱されているのではないか、軽蔑されているのではないか、日々、こんな無意味なことに煩悶する。つまらない優越感をもっても、愚かな有頂天ははかないまでに一瞬であり、その後には、あたかも永遠に続くかのような、長い自己嫌悪の夜が待ち受けている。こうして上昇と転落とを不断に繰り返しながら、私たちは、自他未分化の混沌の幸福をうしなっていく。

自他の区別は、人と人との力関係があらわになると、いっそう厳しいものになる。本当のところ誰も自分を受け入れてはくれないのだという思いは、自分自身の存在の根底をゆるがしかねない。当然、この喪失を埋めるものを私たちは求めようとする。幸福のような、精神的で主体的なものが得られないとなると、今度は、その喪失を、事物的なもの客体的なもので埋め合わせしようとする。形のない幸福に代わる、物象化された「成果」を求めようとする。成功と幸福との混同がここに発生する。

(3)　成功主義の限界

幸福は、自己における絶対的価値であるのに対し、成功は他者との相対的関係である。それゆえ、成功は、不可避的に不幸を内包する。幸福を成功と同一視する者は、自身の不幸は不成功ゆえとみなしがちで、その結果、何事も達成しない自己は非難に値する。当然のように、他人の成功を見れば、自分が成功していないがゆえに相手を嫉妬することになる。

かくも窮屈な成功という概念も、時に建設的な行動を生む場合がないわけではない。三木清が「近代的な冒険心と、合理主義と、オプティミズムと、進歩の観念との混合から生まれた最高のものは企業家的精神である」[16]というように、成功主義が明朗な行動力と結びつくこともある。「繁栄によって平和と幸福がもたされる」という松下幸之助の信念などは、企業家が幸福と成功を同一視する典型的な例である。しかし、少なからぬ企業家が、拝金主義と成金趣味に沈んでいくことも、無視できない事実であろう。やはり、成功に幸福が宿るわけではないのである。

成功主義は、成功しなかった場合はもちろんのこと、成功している場合にも人を卑屈にする。立身出世のイデオロギーを吹き込めば、人は働きアリの勤勉さをもっていかなる労働にも従事する。実際、思慮を欠いた成功主義者ほど、権力者にとって操作しやすい存在はない。思慮をもつ人は、成功すればするほど、ますます自分が「踊らされている」という意識に落ちていく。賞賛と羨望を一身に受け、それにもかかわらず苦い認識が感情を凍結させる。「俺は、しょせんは、社会の糸にあやつられるマリオネットにすぎない」、そんな自己卑下の意識が頭をよぎる。

自尊心は、精神的存在としての自己についての自覚であるのに対し、虚栄心は、他者の目に映る外見についての評価である。成功への強迫観念に憑かれて虚栄心のとりことなると、人はかえって自分の個性を見失う。本来、内発的な認識によるはずの自己価値観は、無名な他者一般の一方的な評価にゆだねられる。「みんなが自分をどうみているのか」、しかし、その場合の「みんな」とは誰のことであろうか。そうやって、顔も見えず、正体もわからない「みんな」の評価に自己の価値をゆだねるとき、私たちは自分自身も同様に、顔も見えず、正体もわからない「ワン・オブ・ゼム」となることを知る。自身は、内心では「自分に似合わぬことをしている」といった恥ずかしさを自覚しつつ、「みな様のご期待に応えて」喜劇を演じ続ける見世物小屋の役者のような心境が続く。

しかし、幸福とは、舞台の上でスポットライトに照らされ、観衆たちの拍手喝采を一身に浴びるようなものを意味するわけではない。勝利の瞬間、栄光の輝き、賞賛の嵐、羨望の眼、こういう「ショーとしての幸福」は、しょせんは一瞬の成功の幻想を提供してくれるにすぎない。「ところで、俺って誰だったたっけ？」、こんな、「今さら何を？」といいたくなるようなナイーブな問いが、依然、未回答のままのこされる。それは、なんら本来の幸福とはいえないのである。

(4)　希望の達成と幸福

島崎は、幸福が何らかの達成の途上の意識にある可能性を否定しない。島崎は、「自我のたてた目的に向う努力がむくいられる見込みの大きなときに希望が生まれるが、努力が目標にいきつけば、希望は幸福にかわる。希望は方向をもった水流であり、幸福は流れのそそぎつくした凪いだ海である」[16]という。しかし、同時に、希望の達成を幸福と同一視することは出来ないとする。

幸福感はむしろ幸福によってうらぎられるのではなかろうか。幸福になろうとつとめて、希望をいだいているときにこそ幸福感はある。前にもかいたように、希望の意識は自分が将来いきついたときのすばらしい状態を現在画いてえる快の感じと、もしいきつけなかったらという不安の感じからなりたっている。そのうちに想念として画かれた目標の現実化が次第に近づいてくれば、不安の意識はうすらぎ、全自我はひきしまった快感でみたされ、ついに願望がみたされる瞬間となるにおよんでこの感情はもっともつよくなる。さらにことばをくわえれば、目標にとどいてしまうと緊張の意識はまもなくほどけて、安息と弛緩の幸福状態となるわけである[17]。

成功や勝利の美酒に酔うこと、それが悪いことだとはいわない。しかし、その美酒の味は、味わった瞬間に味気なくなるようなものである。安息と弛緩の幸福は、長くは続かない。幸福によってうらぎられる幸福感とは、やはり、本物の幸福ではないのである。

(5)　しぼまぬ幸福

これに対して、島崎は、「しぼまぬ幸福」として、つぎのような例をあげる。

……現在自分がみちたりた状態にありながら、しかもいきいきとしたよろこびと感謝の感じがつづくこともある。それは生活のエネルギーのゆたかな人――生命的感情が人一倍さかんな人の場合である。生命的感情がみなぎっていれば、生きること自体がよろこばしく、味のない日々の労働のなかにも生きることのたのしさが味わわれ、自分のまわりがかりに貧しかったとしても、その貧しさをよろこび、こうして何物をもありのままに肯定してよろこべる自分が幸せであると感じる[18]。

大人になっても、依然として、生命的感情がゆたかな奔流となって心身にみなぎっている人がいる。このような現在の幸福感においては、幸福感に深い感謝の思いが付随している。島崎のあげる例では、それは「幸福と感謝とはたがいに手をとりあっている」と表現されている。

「かぎりない感謝の気持、それはあとで筆でかきあらわせないほどのものでした。この気持はいつも感謝のいのり、よろこびの涙におわりました。朝おきるとき、これはほんとうなのかしらと自分にたずねることもありました。するとすぐ答えがひびきました――お前は現実にそうなのだ、若いのだ、若がえったのだ、はつらつとしてよろこびにみちているのだ。あたらしい日がはじまると一緒に、元気にあふれた活動欲がはじまりました。自分をつかまえてお置き、さもないとはしゃぎすぎてしまうよ、そんな風にも自分でいいきかせました。幸福、この上ない幸福、それとともにこの上ない感謝の気持、これがどんなものかは自分であじわってみなければわからないでしょう。幸福と感謝とはたがいに手をとりあっているのです。」[19]

こういう幸福は、エゴイスティックなものではない。むしろ、このように感謝と「手をとりあっている」幸福こそ、倫理的なものを含んでいる。かぎりない感謝の気持ちを表現すること以上に、倫理的なものはない。なぜなら、それは、感謝の気持ちがそのまま自己放棄的な愛へと発展するからである。没我愛は、「無償の愛」そのものであり、それは、愛そのもののなかに絶対的な幸福があるという確信に根ざしている。島崎がいうように、「愛こそ人を動かすものだといわれるときの愛がこの没我愛」[20]である。愛が力であるように、幸福もまた力である。

(6)　自然への信頼と幸福

こういう幸福は、外的な理由から来るものではない。ここにおいて、島崎は、幸福と成功との相違を際立たせる。

この人たちの幸福の原因はなにも外にあるのではない。懸賞作品が首席で入ったのでもなければ、待ちのぞんだはじめての子供が生まれたわけでもない。なんの条件もなしに、ただ自分がこの世界のなかに生きているということ、人々にかこまれ、人々とともにいるということ、自分のぐるりに充実した自然界があるということ、それがそのまま幸せなのである。[21]

すなわち、真の幸福は、何か外的な理由があるわけでも、具体的な達成に基づくものでもない。感謝の気持で自我と外界のすべてが充たされたとき、その心境自体のなかに幸福の意識がある。島崎は、ここでウィリアム・ジェームズの『宗教経験の諸相』から、マリー・パシキルツェフの例を引用している。

「この沈鬱とおそろしい不断の苦痛のさなかにも、自分は人生が悪いとはせめない。反対に、自分は人生を好み、人生を善とみなす。あなたは自分の人生観を信ずることができるか。自分は万事を善いと思い、一切を楽しいとみなし、わが涙やわがかなしみをも、善き楽しきものと考える。自分は泣くことをたのしみ、失望をたのしむ。怒ったりかなしむことをたのしむ。これらのものにもかかわらず、自分は人生を愛する。自分は生きたい。自分がこれほど調和しているときに、死ぬとは惨酷であろう。自分は叫びかなしむが、同時によろこんでいる――いやその通りでもない、この様をどうあらわしてよいか自分はわからない。一切万事が気にいっている。幸福をえたいといいのる最中にも、あわれなわが身に幸福があるのを感じる。」[22]

こういう人は、人間の憎悪、残忍さ、貪欲さその他のおぞましい性質について、目をつぶるがゆえに、人生に楽観的であるのではない。むしろ、これらの人間の悪徳のすべてを意識していたし、他者のなかにもみずからの内にも、それらの悪徳を自覚して悩んでもいた。しかし、それにもかかわらず、「人生は善である」という確信に熱狂的なまでに身をゆだねている。彼らの感情は、人間の悪徳も美徳も、すべては自然のうちにあり、そのかぎりですべて善である、自然は絶対的に善であるという信頼に包まれていた。あらゆる自然なものへの賛美と、与えられたものへの感謝とで充たされていたのである。

絶対的な存在としての自然に対する信頼は、ただちに人間に対する寛容さに変わる。高村光太郎のつぎの詩[23]は、このことを如実に示している。

カフェにて
人間の心の影の
あらゆる隈隈を尊重しよう
卑屈も、獰悪も、惨憺も
勇気も、温良も、湧躍も
それが自然であるかぎり

6　自我の消滅と至福

(1)　絶対者との合一と自我の滅却

絶対者としての自然への信頼が、感謝の気持ちをはぐくむ。自我と外界とが感謝の気持ちで充たされたときが、幸福の意識そのものである。そこでは、「自分である」ということと、「自然である」ということとが、矛盾なく調和している。

絶対者としての自然に自我を融解させていくところに、脱魂、法悦、恍惚などの至福の境地がある。そこでは、自我意識は、高揚の絶頂にあるとともに、ほとんど、外界へと消え入らんばかりである。この自我意識の消滅に一致して、超越者の存在はますます実在を帯びてくる。島崎は、ジャネの患者マドレーヌの例を引用している[24]。

「私はまわりのものに対し死んだようにしている。からだのみがここにあって、精神と心とは無辺の水平線のなかで飛翔し、気持よくその深淵におちこみ、見えなくなってしまう。この精神生活は単調どころか、つねにたえまなく変化しつねに新しくみえる。

神はなおも私に近い。神はその宮殿となったわが魂に宿り給う。われらの間の親密さはつねにさらに大となり、われらは共に動き、合一はさらに密にさらに甘美となる。わが魂はこの享楽のうちに溶けこむ。たえまなく、神の見給う下で、しかもその愛に包まれて生きるとは！」

この夢想的ヒステリーの女性の例では、最高の実在の存在を、その絶対性もろともに内的感情をもって受容しようとしている。そこでは、自我を滅却することを通してのみ、通常の自我をもってしては到達しえないものと合一する可能性が生じる。自我は蒸発して、絶対者と呼ばれる遍在的なものへと溶け込んでいく。自我の能動性の意識は消失するが、そのためにかえって逆説的な自我感情の高揚と生の充足感が得られる。マドレーヌにおいては、それは、ほとんど性的なニュアンスすら帯びている。島崎は、オルテガの「恋愛状態と神秘主義の間には従来信じられていたよりもはるかに強い類似性がある」との言葉を引用している。

「私」という意識は、あらゆる人間的な感情の主体であるけれども、不幸な感情の担い手でもある。ヨーロッパの大陸哲学においては第一原理であるところの自我意識も、インド哲学では、「アハンカーラ」と呼ばれ、「我執」とか、「本来自己に属さぬものを自己と誤認すること」を含意する。「私である」ことこそ、むしろ、苦悩の源泉と見なされるのである。

もちろん、「自分自身であること」「自分にとって自然であること」こそ、幸福への道であるというのも、一理ある。しかし、それが我を張った無理なこだわりとなれば、その狭量さ偏屈さは幸福とはほど遠い。「我執」には、本来の自然な自我への郷愁はなく、むしろ、他者の目に映る自己像に対するぶざまな抵抗だけがある。そこには、やはり、他人に左右される自分がいる。我執において、人は少しも自由ではない。

(2)　個別性の消去と自我の解放

「私」という意識を消してしまうことで、「他」という意識も消える。そこに、主客の分離のない即自的混沌が現れるであろう。しかし、島崎は、ここで、「私そのもの」を消さないで、主客一体の至福が得られないであろうかと問う。ここに、島崎独自の汎人類的世界観の端緒がある。

「私そのもの」を消さなくても、私における「個別性」を消すことがもし可能なら、私と汝と彼と、ひとりひとりの枠にはめこまれた自我は、枠から解放されて遍在的自我となれはしないだろうか。そうすれば、垣をはらった自我は四方に流れだして、外のいろいろな自我を一つにひたし、自分と他者との分離性はなくなって融合するはずではないか。つまり、自他一体の窮極的境地は、自我を滅却否定することでえられるだけでなく、逆に自我を解放して普遍的生命と一致させることによってもえられるということを思わねばならない[25]。

「自分である」ということと「自然である」ということとが調和するところに、真の自由がある。それでは、島崎のいう「自我を解放する」ということは、不自然なことであろうか。

人間のさまざまの気持は根本において、自分をとおそうとする心と、人のなかへ自分をなげこもうとする心との二大傾向にわかれるのであるから、生命的地層からわくものは自己主張欲と自己放棄欲の二つにほかならぬといえる。自己主張欲も自己放棄欲も、欲求そのものとしては善悪の彼方で、生物としての人間にそうしたもとめがあるのだというだけのことにすぎない……[26]。

生命的地層はそのなかから善も悪も生まれてくるような母胎である[27]。

すなわち、「自我を解放する」ことは、生命的地層から湧く自己放棄の欲求に根ざしている。自我を解放するとは、自己を主張することと同じくらい自然なことであり、それらは、「たがいに反立する二つの基本的衝動」なのである。したがって、「自我を解放する」ことの意味は、感情をそれが生まれた揺籃へと返してやることにある。

自己主張欲、自己放棄欲の二大傾向がどちらも原生命から生まれるとはいっても、それを生む母胎的生命は無分離自己同一なものといわなければならない。つまり生命的感情そのものは、原初的には一体感をもってあらゆるものと同化することを本質とするもので、人と人との——あるいはもっと根源的にいえば、いのちのある者といのちのある者との共同性を可能とする原基である[28]。

(3) 原初的一体感と内在的神秘主義

こういう原初的一体感のなかで、生きとし生けるものへの愛情が生まれる。島崎は、ゲーテの『詩と真実』の一節を引用する[29]。

「私は自分をすべての縁どおいものから内面的に解放し、外のものを深い愛でながめ、そして人間的存在をはじめとしてさらにそれ以下におよんで、把捉できるかぎりすべての存在物を、各々その特殊の仕方に応じて私の心にはたらかせるようにつとめた。こうしてそこに、自然界の個々の対象との不思議な親近性、および万物に対する心からの交響あるいは共鳴が成立し、その結果、あらゆる変化、場所や地域のそれにせよ、明けくれや季節のそれにせよ、その他いかなる出来事も、私の心に深く触れるものとなった。」

島崎は、ゲーテのこの心境を「内在的神秘主義」と評している。そこでは、自我は閉じこめられた存在として他者と対立するものではなく、「解放された自我」として他者と融合しようとする。生命的感情は、自分をさえぎる枠をこえて流れ出し、汎世界的生命と一致する。それは、自我を外にある絶対者へと融合させる超越的神秘主義とは異なり、内面の生命的感情をあふれさせて生きとし生けるものすべてとの共存を実現しようとする。

この内在的神秘感をもってすれば、私たちの生きる一見殺伐とした現代の風景もにわかにちがったものになる。ゲーテが「自然界の個々の対象」を見たときと同じ視線を、私たちの生きる世界にもむけてみよう。生命の最深部から湧き出る感情を、周囲の出来事に対してむけてみるとき、世界はうるおいをもって立ち現れ、私たち自身も躍動とともによみがえるのではないか。

かの真昼の世界は、味のないかわいたわずらわしい世界だといわれるけれども、それは私ども人間が自分の底にある生命のエネルギーを切らしてしまったとき、それともエネルギーを外から切らされて非人間化されてしまったときにいえることである。もともとゆたかな生命力をそなえた人、それともまた、干上がらせられた生命力をとりもどし自分を復活させた人間は、一人一人の相手と和合し共存できるあたたかな真昼の世界をこそよろこぶであろう。そこは意識発生以前の行動が支配する場所で、夢みられた意識愛ならぬ、自分から現実的に相手にむかって手をさしのべる行動愛の基地でもある。したがって人間がひからびていないかぎり、真昼の世界は乾燥ではない。もともとそれはうるおった躍動の世界なのである[30]。

真昼の世界は、乾燥ではない。そこにも、喜び、悲しみ、怒り、失望し、多くの感情に浸されながら、生命を躍動させている人たちがいる。この人たちは、周囲の視線を気にし、他人の思惑を推し量り、見えない鎖の呪縛に苦しみながらも、そのいらだちのさなかにさえ、生命の熱い火を燃焼させている。人々が他者を求め、手を差し伸べ、原初の一体感への郷愁をつのらせているこの場所、それこそ、普遍的な生命が住まうところ、「感情の世界」そのものなのである。

［文献］
1　島崎敏樹『感情の世界』（岩波書店、一九五二）二二頁
2　前掲1参照、二二頁
3　三島由紀夫『鏡子の家』（新潮社、一九五九）三一頁
4　内村祐之『わが歩みし精神医学の道』（みすず書房、一九六八）一一頁
5　O・S・ウォーコップ（深瀬基寛訳）『ものの考へ方――合理性への逸脱』（弘文堂、一九五一）一一七頁

6　前掲1参照、三〇頁
7　前掲1参照、三〇頁
8　前掲1参照、三〇頁
9　前掲1参照、一五二頁
10　前掲1参照、一四九頁
11　前掲1参照、一五三頁
12　前掲1参照、八三頁
13　島崎敏樹『生きるとは何か』(岩波書店、一九七四)九二頁
14　前掲1参照、一七三頁
15　前掲1参照、五四頁
16　三木清『人生論ノート』(新潮社、一九五四)七六頁
17　前掲1参照、六二頁
18　前掲1参照、六七頁
19　前掲1参照、六七頁
20　前掲1参照、一五三頁
21　前掲1参照、六八頁
22　前掲1参照、六八頁
23　高村光太郎『高村光太郎詩集』(岩波書店、一九五五)
24　前掲1参照、一九五頁
25　前掲1参照、一九八頁
26　前掲1参照、一九九頁

27　前掲1参照、一九九頁
28　前掲1参照、二〇〇頁
29　前掲1参照、二〇二頁
30　前掲1参照、二〇三頁

第Ⅲ章　精神科医のノート

一　生きるとは何か

1　人生は生きるに値するか？

「人生は生きるに値するか？」、こんな重すぎる問題は、考えないですませられるのならそうしたい。しかし、ほとんど毎日、このことを問われる職業がある。来る日も来る日も、訪れる人のなかでかならずこの問いを突きつける人がいる。人生でもっとも深刻な問いに、日々、即座に回答することを要求されるこの過酷な商売こそ、「精神科医」という名で呼ばれる因果な職種にほかならない。

「人生は生きるに値するか？」、精神科医のなかには、この問いは「精神医学の管轄ではなく哲学者や倫理学者に任せておけばいい」という考え方をする人もいる。もちろん、良識の代弁者としての哲学者の意見は貴重だが、彼らは、今まさに自殺を図ろうとしている人を制止しなければならないような修羅場を、日常的に経験しているわけではない。もっとも切実なこの種の問いを突きつけられるのは、ほかならぬ精神科医である。精神科医は、患者に毎日問われる立場として、哲学者や倫理学者からの借り物の回答にとどまらない、自分なりの答案を考えなければならない。

特段、高尚な答えでなくてもいいし、ごまかしや一時しのぎであってもいい。実際、人生にはごまかしや一時しのぎこそ必要なのかもしれないし、パスカルも皮肉まじりに「気を紛らわすこと」の意義を説いている。いずれにせよ、「人生は生きるに値するか？」、それは、形而上学の問いではなく、臨床的な問いであり、しかももっとも切実で避けることのできない問いなのである。

2　生のネガを通して生きる意味を問う

「人生は生きるに値するか？」とは、すでに述べたように、生きる意味を見失った自殺志願者たちが発することが多い問いである。しかし、生きる意味をうしなおうとしている人の姿を通して、彼らが失ったものの本質を見つめかえすことによって、かえって生きていくことの意味が私たちの前に浮かび上がることがある。生きる意味の喪失、人生の計画の破綻、こういった、いわばネガティヴなことを通して人間を見ることこそ、島崎が一貫してとってきた方法であった。

生きるとはなにか、人間とはなにかというあかしにくい問いにこたえるためには、（中略）喪失をとおしてもともとの充足した生を知ろうとする逆算的な方法が大層有効な道となる。調和のとれた平生の生活を営んでいるあいだは、誰でも要領を心えた角のたたない身のこなし方であけくれているものだから、外から観察して人間を調べようとかかっても、特徴が目立たないので、そのひとそのひとの個性がとらえにくいし、自分で自分の内部をほりおこそうとしても、ふるまいにこれといった破綻がないため、自分の中をのぞきこみにくい[1]。

したがって、「生きるとは何か」という問いは、生きることとの喪失の問題を通して明らかになる。憂うつや絶望、死や自殺は、生きることの意味を考えるうえで、避けて通れない。とはいえ、私たちとしては、あまり深刻になりすぎないように、努めて実践的にこの問題を考えたい。

命長ければ辱（はじ）多し。長くとも四十にたらぬほどにて死なんこそ、めやすかるべけれ。（吉田兼好『徒然草』第七段[2]）

こう述べた吉田兼好は、一四世紀の昔に、七〇年を超える長寿をまっとうした。

世界はまさしく地獄にほかならない。そして人間は一方ではそのなかでさいなまれている亡者であり、他方では地獄の鬼である。(中略)人生というものは、通例、裏切られた希望、挫折させられた目論見、それと気づいたときにはもう遅すぎる過ちの連続に他ならない[3]。

こういい切ったショーペンハウエルも、七二歳まで生きている。これらの厭世思想家たちにおいては、彼らの世をすねた態度自体が精神衛生上何らかのプラスに作用して、結果として、当時としては異例ともいえる長い人生を完遂できたのであろう。少なくとも、彼らのもつ人生に対するはすかいな視点は、彼ら自身をして窮地から這い出さしめる幾多の経験を可能ならしめていたものと思われる。

私たちも、これらの長命な厭世思想家たちにならって、人生の混沌から身を引いてみて、少し離れたところから生と死の意味を考えてみようと思う。その際、島崎の最後の『生きると何か』を座右に携えることとしよう。

[文献]

1　島崎敏樹『生きるとは何か』(岩波書店、一九七四)六〇頁

2　吉田兼好(西尾実・安良岡康作校注)『新訂徒然草』(岩波書店、一九二八)三六九頁

3　ショーペンハウエル(斎藤信治訳)『自殺について　他四篇』(岩波書店、一九五二)六二頁

二　幼年期の「生きる」

幼年期は、「生きるとは何か」「人生は生きるに値するか」が問われることはない。子供にとっては、天真爛漫であること、生きていくこと自体が存在の目的である。現在がすべてであり、過去もなければ未来もない。

1　子供の心は過去をもたない

子供の心は過去をもっていない。大人は子供をとらえて、この休みにはどこへ行ったかとか面白かったかとたずねがちであるが、きかれた方はひどく迷惑である。子供は体験しおえたことは関心の背後へすててしまう。そうかといって子供は未来について語ることも得手でない。というのは、子供にとって未来は先方からひとりでに流れ込んでくるもので、不断に流れこむ現在現在の上ではねてさえいれば、自然とのびていくからである。[1]

幼年期には、いっさいが新鮮な感動をもって受け入れられる。体験の印象が、反復による磨耗を受けていない。見ること、聞くこと、味わうこと、すべてが驚異と感動の経験となる。ゲーテは、

「現在には現在の権利がある」と述べ、「常に現在というものに密着していることだ。どんな状態にも、どの瞬間にも、無限の価値があるものだ。なぜなら、それは一つのまったき永遠の姿、その代表なのだから」と弟子のエッカーマンにも説いている[2]。このような現在の瞬間のなかに永遠を見て、個別のなかに普遍を見出す芸術家の心性は、そもそもその出自を幼児の体験の鮮烈さのなかにもっている。

すべての感動を伝えようとする無垢な情熱こそ、幼児の持ち味である。毎日の出来事を歓喜をもって経験し、得々として大人たちに報告する幼児の溌剌さ。それは、「その日その日に詩人の内部の思想や感情につきあげてくるものは、みな表現されることを求めている」[3]というゲーテの心情そのものである。子供たちは、詩とも芸術とも無縁だけれども、実際には、日々のすべての経験において、新しい精神的な価値を創造する点で、じつに芸術家的である。彼らもまた、ゲーテとともに「一枚のカルタに大枚のお金を賭けるように、現在というものに一切を賭ける」[4]のである。

ショーペンハウエルがスピノザの言葉を借りていうように、「年齢が若ければ若いほど、見られる個物はそれぞれその属する類全体を代表している」「だから幼年期ならびに青年期初期の経験や知友関係は後にはそれ以後の認識や経験にとっての固定的な類型・類別、いわば範疇ともいうべきものになる」[5]。

したがって、子供にとって、出会う大人の姿は、ただちに「大人一般」のイメージとして、脳裏に焼き付けられる。こうして、この時期に、人間に対する基本的な見方は培われる。

2　愛されることの積み重ね

幼年期にあって、対他者感情の中心は、理想的には「愛されること」にあるだろう。愛されることが生きる目的であり、子供は、ひたすら大人にほめられることを待っている。愛された経験をひとつひとつ積み重ねることが、子供の時代の課題である。

幼いころを回想してみるとき、あの年代がどんなによい境涯だったかを感じないひとはない。そのころ平和で生活をたのしめた時代にいたか、暮らしの困難な時代だったかによって経験はちがうし、個人的に順境にあったか逆境にそだったかによっても異同はあるけれども、とにかく幼い年代というものが、生涯のなかで一般にしあわせだった時期と感じられているのは争えない[6]。

このように、こどもの時代、私たちは家庭という地所のうえで跳ね回っていることでみたされた、しあわせな境遇にいられるのだといえる。生まれるとは家族の仲間に加わったことにほかならず、家のなかというじっとりした大気のなかで、みな一つの空気を呼吸して暮らしながら、大気に浸りきって毎日毎日が流れている。内と外との分離、生あるものと無機物との区別など、「分裂」ということをまだ知らぬ単一な生の営みがそこにあるのだということは、誰でもうなずけるであろう。光と陰にわかれない、影をおとさない明るさといえる暮らしがこどもの時代の特長であって、もしこのころに「意識」や「感傷」や「自我」を嗅ぎつけられるこどもがいたら、むしろ危険な早熟といわねばならない。[7]

この時期は、人間に対する信頼感の基礎をきずくことが、生きることの意味である。あまり早い時期から人生の辛酸をなめるべきではないし、まずは、「人間は信じるに値する」「人は愛するに値する」「自分は愛されている」という体験を身をもって経験することが必要である。

3　祝福されない生命

とはいえ、不幸な子供もいる。教育者の水谷修は、「この世に生まれたくて、生まれる人間はいない。私たちは、暴力的に投げ出されるようにこの世に誕生する」[8]と述べている。実際、この世は、祝福された生命だけで出来上がっているわけではない。強姦という人間のもっとも恥ずべき行為の結果として、「暴力的に」生み出される生命もある。性欲のあらわな発散の際には、誰も一年後に、不幸な生命が誕生するであろうことなど予想しない。その結果、誰一人望まない存在としてこの世に生まれる子供もいる。

このような子供の存在は、現代に特有なものではなく、いつの時代にも、どの文化圏にも存在した。なんといっても、子供の誕生は、きっかけとなる出来事が、理性の彼岸にある行為であるだけに、結果としての子供の生存は、共同体の過酷な掟にゆだねられる。文化人類学的には、虐待をこえた嬰児殺しすら、多くの社会で行われている現象である。子供は、ある種の文化圏においては、命名などの一定の儀式を経るまでは、共同体の成員とは見なされないから、間引いても非難されない。日本でも、近世まで農村の生活は貧困と飢饉との闘いであったから、扶養負担を生産力の範囲にとどめるために、間引きと姨捨という手段をとらざるをえなかった。

いったんは幸福な人生を始めたはずの子供が、不幸にして親と別れたとき、血のつながらない継父、継母から虐待されるという場合もある。ヨーロッパのシンデレラ、日本の米福粟福、朝鮮の薔花紅蓮伝などは、いずれも虐待された継子たちの物語である。民話の背景には凄惨な児童虐待がある。

過去のどこかの時代に、「今日のような」児童虐待のない平和な時代があったなどと夢想することは、愚かなことである。児童虐待の歴史は、人類史と同じ長さを有する。どの時代にも、虐待される子供はいたと考えるべきであろう。

貧困も飢餓も克服したはずの現代社会でも、人生の初期が、本人に選択の余地のない運命の荒波に翻弄される身として始まる点では、昔と変わりない。水谷修の「両親も、生まれ育つ環境も、容姿も、能力も、みずから選ぶことはできない」[9]との指摘は、自明のことでありながら、忘れられがちである。それは、「忘れられる」というよりも、むしろ深刻すぎて、誰も正面からむきあうことが出来ない事実だというべきかもしれない。

何割かの運のいい子供は、生まれながらにして、幸せのほとんどを約束されている。彼らは、豊かで愛に満ちた家庭で育ち、多くの笑顔に包まれながら成長していくだろう。しかし何割かの運の悪い子供は、生まれながらにして、不幸を背負わされる。そして自分の力では抗うことができない不幸に苦しみながら成長していく。大人たちの勝手な都合で、不幸を強いられるのだ[10]。

幼児は、自殺しない。「人生は生きるに値するか」と問うことはない。もうすこし成長すれば、虐待の状況から逃れるために死をもって行うことをするようになる。しかし、幼児は、自殺という選択肢があることを知らない。しばしば児童虐待は、折檻死にいたってようやく終了する。

虐待は、死にまでいたらなくても、その後の成長の過程で深刻な影響をおよぼすことは間違いない。少年院に収容されている男女の半数は、ほかならぬ保護者から性的、身体的な虐待を受けているといわれる。

幼児は、まだ虐待に対する対処の方法として自殺があるということを知らない。自殺すら出来ない幼い身である。幼児虐待は、虐待をくわえられる対象が、みずからの行動を内発的な動機に従って決定できない弱者であるという点にこそ残酷さがある。

小学生くらいになると、すでに自殺という選択肢があることを知っている。親の虐待、学校でのいじめ、教師のまと外れな叱責などが、自殺の直接的な動機になりうる。

〔文献〕

1 島崎敏樹『感情の世界』(岩波書店、一九五二)五五頁
2 エッカーマン(山下肇訳)『ゲーテとの対話・上』(岩波書店、一九六八)八二頁
3 前掲2参照、五七頁
4 前掲2参照、九三頁
5 ショーペンハウアー(橋本文夫訳)『幸福について——人生論』(新潮社、一九五八)二五九頁
6 島崎敏樹『生きるとは何か』(岩波書店、一九七四)一六頁
7 前掲6参照、二四頁
8 水谷修『夜回り先生』(サンクチュアリ出版、二〇〇四)一〇一頁
9 前掲8参照、一〇二頁
10 前掲8参照、一〇三頁

三　青年期の「生きる」

1　極性への分裂のとき

青年期は、「自我の覚醒」の時代であり、「自分とは何か」という問題にむきあうことが生きる意味となる。あらたな出会いが新しい経験を生み出し、他者との葛藤と融和を通して、自身の個性も鍛えられていく。外へむかっての行動であれ、内へむかっての沈潜であれ、いずれにしてもこれまでの体験をこえることをこころみる。すなわち、可能性の実験こそが青年の特権である。

青年期においては、「怒りと愛」「激しい行動と湿った感傷」「自己主張と自己放棄」といった極端な性質が同一人物のなかに危うい均衡をとりながら同居している。この両極端への分裂こそが青年期の特徴なのだと、島崎はいう。

青年の時期をひとことで示すなら、それは極性への分裂の年代なのだといってさしつかえないであろう。わかい年代の生活は、肉と霊、熱と冷、精神と生命、自我と世界、人間への郷愁と人間への嫌悪、といった相反二者の両極のあいだをゆれている。それまではたとえばいずみのように澄んでたえず湧きこぼれていた少年の心が、今は模様がすっかりかわって、流れがせかれて深いふちとなって溜まっているかのようにみえる。ふちの中へのぞきこもうとしても、暗く淀んで、底は見通せず、屈託なくおしゃべりだった子が、この時期にはいると、人が違ったように黙してとざしてしまいがちとなる[1]。

激しい反逆と甘い理想主義、無謀な自己主張とその逆の自己犠牲的な献身、自堕落な生活に身を落としたかと思うと一転して禁欲的な日課を課してみたりと、とかく極端から極端に移行する。彼らは、中庸をわきまえるということが、けっして出来ない。彼らにとって中庸は妥協であり、忍従であるにすぎない。肯定か否定か、のどちらかにしか、選択肢はないと考えるのである。

2　生きる実感の追及

青年時代は、「凪いで淀んだこの日常性からとびだして、生きることの実感が鮮烈にくる生き方を求める」[2]ことになりがちである。そのためには、過酷な状況にあえて身を置いて、生に伴う抵抗感を熾烈な痛みとして受け止めようとすることがある。島崎は、その際立った例としてつぎの例をあげている。

二十三歳のある青年は、大学在学中にパキスタンに留学し、つづいてアメリカにわたった。

（中略）アルバイトをしながらの平穏無事な毎日に耐えられなくなり、ベトナムの戦場へでかけることをふと思い立つ。「俺は政治的な思想は何もない。戦争に参加する大義名分はなにもない。今のなまぬるい環境から抜け出し、生死がいつも隣り合わせにある戦場へ飛び出していきたいだけだった。」そして最前線への従軍を志願して、七ヵ月のち彼は片目、片脚、指一本を失う。「僕自身の賭、人生にぶつかっていく。死にぶつかっていく反面、生にぶつかっていったと思うのです。要するに、生きるということのほんとうの意味にとびこんだのです。あくまでも僕自身のことなのです。」[3]

彼は、生きる実感に飢えていた。耳を聾せんばかりの轟音、身を震わすような恐怖、振り絞る渾身の勇気、全身を貫く疲労、こういった極限の体験によって、ようやくこの青年の生への飢餓感は、癒されたのであった。

3　精神の可能性の追求

これほど向こう見ずではないにしても、生きる実感をもとめて、身体を酷使する生活に身を投じる若者は少なくない。いわゆる「体育会系」の学生もそうである。

たとえば、小説家の井上靖は、沼津の中学時代を奔放で反抗的な少年として過ごした後、金沢の旧制四高に入ると、柔道部員となって禁欲的な生活を送った。「ぐれん隊まがいの行動」を繰り返した悪童は、「明けても暮れても無声堂という道場で」過ごす難行苦行の生活に転じたのである。

中学時代を気候温暖な沼津で過した私にとって、金沢の三年の生活は全く違ったものであった。気候も土地がらも全く異なった禁欲的な生活を、否応なしに自分に課さなければならなかった。柔道の稽古がきびしかったので、少しでもその稽古を楽にするためには、煙草も酒も絶たなければならなかったし、他の学生のように街を遊び廻る時間の余裕もなかった。[4]

このような生活は、肉体を鍛え上げ、生理的な欲求を徹底的に禁圧することを自覚的に行う点で、宗教における修行と無縁なものではない。運動部員たちは、修行僧とは異なり、神的なものとの合一を意識しているわけではないが、しかし、そこには、一種の超越的なものを求める内面の渇望がある。少なくとも彼らは、「選手としての成功」のような、俗物的な成果をめざしているわけではない。彼らは、むしろ「精神の貴族」であって、内なる命令に従って、精神的な価値をつかもうとしている。肉体の限界にいどむことで精神の可能性を拡げようとするのである。

私たちが柔道をやったのは、柔道が強くなりたいためでも、有名な選手になりたいためでもなかった。全く各自が自己に課した一つの青春の日の過し方であって、きびしく自分で自分を律した一時期であったのである。その後体験した軍隊生活よりももっと辛かったが、しかし、軍隊生活と違うところは、一方が全く権力によって強いられているのに対し、他は自分が自分を律していることであった。[5]

この柔道部生活の直後から、井上の創作は始まる。自己を律する日々が終わり、汗まみれの柔道着を脱いだ若い武道家は、今度は一転して内省的な思索者となり、ノートに詩を書き始めたのであった。井上はのちに当時を回顧して「青春」という散文詩を書いている。

青　春

詩を書いた一枚の原稿用紙を懐にして、私は田舎の中学校の教師をしている詩人のもとを訪ねて行った。夕食のご馳走になり、その家を辞すと、戸外は吹雪いていた。両側の人家が固く表戸をおろしている通りを、私はマントを頭からかぶって駅へと急いだ。待合室にはいると、そこに居た女と二人で、ストーブに寄って、終列車を待った。石動《いするぎ》という駅であった。

この一枚の青春の絵を、それから今日まで四十年の間に、私は何回思い出したことであろう。思い出す度に、絵は遠く小さくなって行く。そしてこの頃ではもう、雪に降りこめられた石動の町は、蜆貝を並べたようなものとして頭に浮かび、駅の建物もまた、その蜆貝の一つになっている。蜆貝の中に居る二十歳の私！　暗く、悲しく、純粋である何かが、雪を跳ねのけ、雪にまぶれながら近づいてくる明るい花畑を、賑やかな市場を、シャンデリアの眩しい謁見の部屋を待っている。刻一刻、それらが近づいてくるのを待っている。[6]

吹雪の舞う日本海の町を歩く若い詩人の姿には、つい数ヵ月前まで怒声の響く道場にいた柔道部員の面影はない。しかし、内面にある「暗く、悲しく、純粋である何か」とは、柔道部時代の精神性と本質的に異なるものではない。柔道という極端から詩という極端への転向は、まさに島崎のいう「極性の分裂」そのものだけれど、内発的な動機にのみ従う精神の純粋性という点では、意外にも相通じるものがある。

【文献】

1　島崎敏樹『生きるとは何か』(岩波書店、一九七四)二六頁
2　前掲1参照、一一七頁
3　前掲1参照、一一六頁
4　井上靖『幼き日のこと・青春放浪』(新潮社、一九七六)二〇〇頁
5　前掲4参照、二四三頁
6　井上靖『井上靖全詩集』(新潮社、一九八三)一四一頁

四　青年期の自殺

1　自己と世界の二律背反

作家井上靖のケースは、幸福な例である。「極性への分裂」を克服するにあまりある、知的・体力的なエネルギーに恵まれていた。多くの若者たちは、これほどたくましい存在ではない。彼らの内面は、ゆれ動いていて、ゆれ動いていることには自覚がある。自分でも戸惑っているのである。多くの若者は、つぎのようなみじめな状態にある。

ひたむきな向上心、野心と、それとうらはらの劣等感、他人への羨望と、同時に軽侮の目。一人きりの空想の場では雄弁だが、人前という現実の場ではぶざまな訥弁。こうした自分をもてあまし、とまどい、まわりからみても理解のつきかねる人物のままとどまっていなくてはならぬのである。[1]

青年期は、自殺への衝動が高まりがちな年代である。実際、統計上もかつては男女とも二〇代に自殺死亡率のピークがあった。この傾向は、近ごろ弱まりつつあり、中高年の自殺の増加に伴って若者の自殺は相対的に目立たなくなりつつあるけれども、青年期が依然自殺のリスクを担っていることに変わりはない。

若者は、ひとつの極から他の極へと翻弄されがちであるから、小さな挫折は、ただちに自己の存在基盤をゆるがすものと感じられる。彼らにとって、人の小さな厚意は人間全体の善意を示すものにみえるが、些細な悪意もまた世界全体の醜悪さの表現として受け取られる。幸福の瞬間には、世界の中心に自分がいる錯覚を覚えるが、苦悩のときは、世界中の災厄が一身に降りかかるように思える。

この時期、「自己と世界の二律背反」という問題が、はじめて、しかしもっとも強く立ち現れる。生きるとは、すなわち、ちっぽけな自分が世界の全体をむこうに回すことである。人生とは、この、およそ勝ち目のない闘いに永遠にいどみ続けることを強いられることである。徒労感に苛まれるとしても無理はない。

2　極性としての死への衝動

こうして、耐え難いこの世から抜け出す方法として、若者たちは家出、非行、性的逸脱、自傷行為などをこころみる。これらがどれひとつとして永続的な効果をもたらさないことを知ると、最終的な救済を得るために自殺という手段に出るとしても、なんら不思議はない。

しばしば自殺未遂を繰り返し、そのつど私たち精神科医に「人生は生きるに値するか」と問いかけてくる一群の若者たちがいる。境界例（正式には境界型人格障害。ボーダーラインともいう）と呼ばれる人たちである。

彼らの示す大量服薬、自傷行為、過食・嘔吐、性的逸脱などの激しい行動の裏側には、それ以上に激しい内面の疾風怒濤がある。対人感情は理想化から憎悪へ、自我感情も得意の絶頂から自己嫌悪のどん底へと容易に転換する。島崎のいう青年期の「極性への分裂」は、境界例において激烈に表現される。彼らにおいては、たとえ淡々としているように見えるときにも、慢性的な空虚感が持続する。そして、人間関係の挫折は、つねに自己の愚弄へと反転し、内面にむけられた攻撃性は、彼らをして、自罰欲求を増大させて、結局、孤独な自傷行為へと堕ちていくのである。

攻撃性が外にむけられたときの彼らの行動も激しい。シンガーソングライターの尾崎豊は、「卒業」「十五の夜」「十七歳の地図」などの一連の作品のなかで、深夜の学校に忍び込み、窓ガラスを割ってまわる若者を、オートバイを盗んで夜の闇を失踪する少年を、さらには、からだでも何でも売って、あぶく銭を得ようとする少女たちの姿を描いている。

しかし、この一見して箸にも棒にもかからない連中さえ、実際には悲しいまでに他者からの承認を求めている。やはり尾崎が「シェリー」という曲で歌ったように、〈俺は笑えているのだろうか、卑屈に見えないだろうか、誤解を招いてやしないか…〉と、内心では何度も問いかけている。彼らの焦燥と当惑と自己不全感の現れである。

青年たちの永遠の偶像たる尾崎自身は、自殺に近い死に方をした。彼ら極性に引き裂かれた者たちの死への衝動をどう鎮めるかは、容易ならざる問題である。

〔文献〕

1　島崎敏樹『生きるとは何か』（岩波書店、一九七四）二七頁

五　青年期の実在感

1　極性から現実へ

それでは、放っておけば人生を投げ出しかねない若者に救いの手を差し伸べるには、どうしたらいいものか。人間への信頼をうしなった者に、再び人を信じることをうながすにはどうしたらいいのか。

彼らは真に人生のすべてをかけるに足る対象を求め、見つけたと思うや、全身全霊をこめて即刻それに専心しようとする。一刻も早く形に表れた成果を得ようとし、それが得られぬとなると、人生全体を投げ出そうとする。彼らは人を愛したい、信じたいと切望し、いったんそんな人を見つけたと思うと、すべてを投げ出してその人に尽くそうとする。熱烈な献身が挫折すると、今度は、相手が誰であれ、人を信じること自体を放棄しようとするのである。

しかし、彼らは、まだ若く、何かに打ち込むことも、人を信じることも、愛することも、経験の絶対量が不足している。生も死も、具体的な体験を通して理解しているわけではない。彼らは容易に「生のむなしさ」をいうけれども、実際にどれほどむなしいものかを、心底で理解するほどの経験を積んでいるわけではない。少なくとも彼らに、結論を出す前に、もう少しさまざまな経験を積むようながすことが必要である。

「極性への分裂」は、結局のところ、生と死とを非常に抽象的に考えていることからくる。事態は黒か白かではなく、状況は明か暗かでもない。この世は、ユートピアでもなければ、地獄でもない。天使の住まうところでも、閻魔の待ち受けているところでもない。そこは、私たちと同じ人間が住む生きた世界であり、この世界の一見すると平凡なことがらのなかに、じつは本当の「生きる意味」が隠されている。人は具体的な経験を積んで、そのなかから達成感や挫折を経験することで、人生と相まみえる自信をつけていくのである。

若者たちは、しばしば「自分らしい生き方」とか「自分さがし」などという言葉を口にするけれど、本物の個性とは、他者に背をむけることによってではなく、むしろ、他者との出会いを通して、他者によって発見されるものである。他者は、暖かい厚意の人であれ、冷たい邪険な人であれ、どちらもひるがえって自分を見つめるきっかけを与えてくれる。自分を発見するには、他者を発見しなければならない。人との交流を断って内面へと沈潜することも時には必要だが、それだけでは個性は育たない。

若者たちが、「自分とは何か」「生きるとは何か」を問うとき、決まりきった人生のコースを歩んで、退屈きわまりない日々を過ごすことに閉塞感を感じている場合が多い。しかし、周りを見わたしてみれば、一見平凡な友人、同僚、上司たちのなかに、じつに多様な個性を発見できることに気づく。こうして他者のなかに個性を発見することを通して、相対的に自分自身の個性も見えてくる。自己の発見は、他者の発見と表裏一体となって進んでいく。

2　「世の中」という舞台へ

もちろん、人生には妥協してはならない、闘わなければならないときがあるが、それは、ベトナムの戦場においてでもなければ、柔道場の畳の上でもない。実社会においてこそ、真の闘いは存する。闘うに銃を持ってするのでも、技と体力をもってするのでもない。知性と理念と人間性をもって闘うのである。怒りをもって立ち上がらなければならないときはある。しかし、その相手は夜の学校の窓ガラスなどではない。既成の秩序、旧来の価値観、それら人をしばりつける支配の構造こそ真の敵である。しかし、真の敵の姿は、校舎の窓ガラスや権力の座にすわる人物のように、具体化した存在ではない。真の敵が何かを見きわめるには、ただ無鉄砲に怒りを爆発させても意味がない。バイクを盗んで夜間の暴走をしたり、からだを売って小金を稼いでみても、それで真のカタルシスが得られるわけでもない。

島崎が強く主張していること、それは、青年から大人になる過程で、抽象的な「極性への分裂」から具体的な「目標をすえた生活」への転換が必要だということである。『生きるとは何か』で島崎が引用したある保護司は、「はじめて面接する相手が独身者なら、労働、貯金、結婚を生活目標に与えて希望をもたせ、根気よく相談にのってやる」[1]という。すなわち、現実的なライフプランを念頭においた、建設的な生活をこそうながすべきなのである。

実際、学業を深めること、仕事につくこと、家庭人としての務めを果すことなど、一見平凡なことがらのなかにこそ、人生の本来の目的がある。学業や仕事には、出会いの可能性がある。いい友人と出会い、将来の夢を語り合うこと、優れた上司と出会い、その人物のなかに社会人としてのロールモデルを見出すことなどは、人間としての飛躍をもたらしてくれる。恋愛の機会をもつことも、たとえ最終的な結果がどちらへ転ぼうと大きな成長の機会になる。学業上・職業上の困難を克服した体験などは、他人の目にどう映ろうと、本人のなかでは自尊心のよりどころとなろう。両親との葛藤と和解は、成長の途上に不可欠な内的ドラマである。

畢竟、彼らには、将来がある。彼らをして、すべてを白か黒かに分極する空想の世界から、清も濁も併呑する現実の世界へと回帰させなければならない。

職業として生活をいとなんでいるあいだには、「したい」と望んでいた活動欲が追々と形をかえて、課せられたつとめを「はたす」遂行欲で自分をみたすようになってくる。子供から青年までは「したいことをする」のがたのしみだったが、「すべきことをする」営みのなかで、生きることの充実感が得られるように変わってくる。青年のころに夢みた自分の将来像は少々ならず手を加えられていじけてしまったけれども、そこには諦念の決断と自分をはげます鞭打ちがあたらしく生まれてくる。若い野獣は衝動につきあげられて思う存分跳ねまわっていたが、衝動という裸体に諦念と意志の着物をきせることで、私たちはまぎれもない人間の格をそなえるまでになり、世の中で生きる権限をみとめられるようになる[2]。

こうして「世の中」という名の舞台に立ち、自分を鍛えてくれる機会をもつとき、「生きることの意味」は、あらたな装いをもって立ち現れるはずである。

［文献］

1　島崎敏樹『生きるとは何か』(岩波書店、一九七四)一二四頁
2　前掲1参照、一二一頁

六　成人期の「生きる」

1　つとめを果す生活

「つとめを果す生活」が始まると、かつて抱いた無辺大の夢は急速にしぼんでしまうけれども、少なくとも、孤独や貧しさ、将来への不安はうすれる。

職場ではたらいている身柄をみると、自分ひとりだけで仕事をする職場もいくらもあるけれども、何人かでめいめい自分の担当を分けもつ協同作業の場のほうが、いまの時代にふさわしい職場だということは疑いない。職場のちがう別々の専門の人たちが一つのプロジェクトチームを組んではたらく場合などがその範例である[1]。

職場の各部署には、普通、数人から多くて十数人のメンバーが割り振られ、チームの共通の目標をめざす。人間は集団で行動することを本性とする動物であり、組織の一員としての活動こそ自然に適う。自分が帰属すべき集団をもっているということ、その一員として確固たる地位を占めていること、仲間のために働き、仲間もまた自分をサポートしてくれるとき、人は、誰もが内心ではもっとも恐れていた「孤独」という恐怖から解放される。それに、人間が集団をなすと、ひとりでは出来ない計画を組織力で実現できる。大きな事業の一翼を担えるということは、個々のメンバーにとっても誇りになる。

2　つとめを与えられない人たち

何らかの組織に所属している安心感は、かけがえのない貴重なものなのだが、そのさなかにあっては、この事実は自明すぎてありがたみがない。しかし、今日大量発生しているフリーターと呼ばれる若者たちを見れば、その意義ははっきりする。彼ら、彼女らのほとんどは、みずから選び取って自由な立場に身をおいているわけではない。むしろ、定職を得ようとして果たせず、やむをえず短期のアルバイトで糊口をしのいでいるにすぎない。定職がないから、彼らには「同僚」と呼べる仲間がいない。彼らは、「誰かのために生きる」「誰かとともに生きる」という、幸福の条件の一つを奪われている。こうして、つねに、孤独と貧しさと将来への不安にさいなまれながら、一人でものを考える時間ばかりは、やけに大量に与えられてしまっている。「生きるとは何か」の問いも、それを考える時間をあまりに多く与えられるとき、思考は厭世主義の悪循環におちいって、結局のところ悲観的な結論にいたるのがつねとなる。

街で偶然かつての友人と出くわす。「よおっ、久しぶり。お前、今、何やってんの？」、こう問われる瞬間のたじろぎ！　友人の問いかけは、大地の根底をゆさぶるように、激しく響く。友人の無邪気でたわいもない親しげな表情は、たしかにこの男が世間のなかに位置を占め、天真爛漫という特権を、それが特権であることすら知らずに堂々と行使していることを物語っている。そして、彼は、彼と同じようにこちらもまた、世間のなかに居場所をもち、相手の思惑を案じておどおどしなくていい幸せ者であることを疑わない。この、何も考えない無垢な男こそ、生きている人間、人生を送る資格を与えられている人間である。「それにひきかえ、俺は……」、こうして、一人の部屋に帰ると、自嘲と失望と憂鬱の泥沼にはまり込んでいく。

自分が世間のどこにも受け入れてもらえていないという意識くらい、気の滅入るものはない。実際、オフィスから出てきたＯＬたちが、あるいは工場からでてきた工員たちが、「ご苦労さん！　じゃあ、また」といっている、そんな当たり前の風景すら、フリーターたちは心からの羨望をもってながめているものである。

3　幸福な忘却

定職につくと、とりあえずこういう最悪の苦悩からは解放される。旧友と遭遇しても、たじろぐことなく自信をもって挨拶できる。

朝、目覚めれば、いつまでも寝ていられない。仕事が待っている。さっと着替えて、朝食を取って、昨日までの自分を捨てて、職場にむかわなければならない。昨夜の恋人との別れ話、知人との不快な長電話、出掛けの妻の冷ややかな一言、そういった胸中を去ろうとしないわだかまりを秘めていても、ひとたび職場に着いてみれば、別世界が広がっている。自分の内面の悔やみや悲しみなど、露ほども知らず、昨日と同じ表情、同じ口調で語りかけてくる同僚がいる。無職の孤独な身では、容易に気を紛らわすことは出来ないけれど、職場では幸か不幸か「忙しくてそれどころではない」。次々に流れくる作業課題、上司の号令、顧客の苦情、あわただしい日程の調整、そんなことに忙殺されているうちに、「忘れてよいことは忘れよう」「思い出したくないことは思い出さなくていい」という寛容な忘却のなかに流されていくのである。

職場は、その本性上、機能集団であり、同僚はもともと友人であった人たちではない。一人一人は、しょせんは、実務上の目的のために寄せ集められているにすぎない。だから、そこにはビジネスライクな関係をこえた友情が忍び込む余地はないように見えるが、実際にはそうではない。同じ課題を与えられ、同じ苦労を共にする仲間とは、次第に「戦友」といった意識が芽生えてくる。困難な局面を知恵を絞って協力して乗りこえ、厳しい状況をともに闘いしていくと、そこには、小さな感情の軋轢をこえた同士としての親密感が湧いてくる。とくに、組織のトップが達成すべき目標を明確に打ち出してくると、個々の組織人は目的の遂行に強い使命感を抱くようになり、職場の士気は高いレベルで維持される。

〔文献〕

1　島崎敏樹『生きるとは何か』(岩波書店、一九七四)一五一頁

七　組織のなかの自己

1　名前を奪われる

「つとめを果す生活」においても、自分と組織との間には乗りこえることの出来ない溝がある。誰もが、内心では「自分こそかけがえのない存在」と思っているけれど、組織のなかにあっては社会的役割のなかに埋没せざるをえない。宮崎駿監督の映画『千と千尋の神隠し』では「千尋」は囚われて「千」と呼ばれたが、同じく、組織のなかで人は名前を奪われて番号と化す。

この場所では人間は没個性的で交換可能な存在となっている。だから、その人かぎりの名前というものは、この種の職場ではなくてもかまわぬもので、むしろ記号と番号で呼んだほうが便利である。このグループのなかにいるとき、私たちは匿名乃至無名の人間なのだといってさしつかえない。そしてまた、つきあいをかさねていくうち、追々と味のある人物とわかってくるとか、案外深みのない人間だったというように含蓄的なものは、ここの人間関係では別にいらない。同僚と円滑にやりとりしながら、課せられた作業を着実にすすめていける人柄がもとめられるわけである[1]。

仕事を課す側は、頼んだ仕事を二つ返事で引き受けてくれる人柄をこそ求めている。実際には、課せられた仕事に不満をもっている部下がいることはわかっているし、出来るだけ部下に不満を抱かせないように神経を使っている。しかし、仕事の種類と部下の個性とのマッチングは難しい。「適材適所」など、実現不可能なお題目にすぎないのである。

そうはいっても、仕事を割り振られる側は、この点を簡単に割り切れるものではない。組織人の疑念の源泉は、「どうしてこの仕事が自分にまわってきたのだろう」という点にある。「自分の適性を考えてこの仕事を振ってきたのだろうか。果してこの仕事は取り組むに値する仕事なのだろうか。自分はいいようにこき使われているだけではないのか？」。こういうときに、「自分の人格は否定されている。交換可能な部品として扱われているにすぎない」という自己卑下の思いが頭をよぎる。

この自己卑下は、一面では当たっている。職場にあっては、組織としての達成のために、メンバーの調和が何よりも優先される。和があってはじめて大きな仕事を実現する組織力が発揮できるから、全成員が個を殺して、責任者の傘下に入る。組織はオーケストラであり、すべての楽団員は、指揮者のタクトの通りに演奏しなければならない。そこでは不協和音は固く禁じられている。一個人が自己の個性を発揮しようとすると、有形無形の強力な矯正力がはたらき、またたくまに没人格的な存在になりかわる。仕事は、各自の得手不得手を考慮して割り振られるわけではなく、むしろ単位集団が全体として機能することが優先され、そのなかでは個人は機構のなかの部分にすぎない。

しいという。

2　組織のネジとしての自己

こういう立場を「組織の歯車」というけれども、島崎はもっと過酷な「ネジ」という表現こそふさわしいという。

精密な時計から歯車を一つとりのぞいたら、時計は即座に止まってしまう。人間が歯車ならば、その一人の人間がある日もし職場にでてゆかなかったら、その職場の作業はとまり、その職場をふくむ全部の組織が機能を停止するはずである。だからその人は組織にとって決定的に大切な重要人物である。人間が一個の歯車であったら、こんなすばらしいことはなく、つとめに毎日でてゆく生活は生きがいでみちている。

しかし、事実としては、一人の職員、従業員が休んだからといって、企業体や官僚機構の機能になんのさしさわりも発生するはずはない。そうしてみると、人間が機械の部品にかわったとたとえていうなら、歯車と表現するよりも、人間は一本のネジであるといった方がふさわしくなる。[2]

実際に病気で仕事を休んでみると、自分などしょせんは補充のきくネジであったことがよくわかる。大病で長期療養を余儀なくされたとしても、組織は代行が決まって、大した破綻もなく機能していく。自分がかつて異常な努力をその仕事に傾注していたときは、自分こそこの仕事にふさわしいし、自分以上にこの仕事をうまくこなす者はいないだろうと思っていた。しかし、今や、この仕事は自分でなくても務まっている。だれでも務まる仕事が自分に振られていたともいえるし、自分のことなど組織はしょせん「ワン・オブ・ゼム」としか思っていなかったのである。

協同作業の場のなかでの自分は、課せられ果たすべき仕事の役をわりふられているかぎりでの自分だから、ほかの人とおきかえることをゆるさぬかけがえのないこの私という人物ではない。たまたま交通事故で大けがを負って当分はでてこられないとわかったら、自分とおなじ職能をもった人を自分の代りに坐らせればそれで仕事は予定どおりはかどる。[3]

「かけがえのないこの私」など、はじめから当てにされていなかった。むしろ、組織が一番求めていたのは「職能をもった部品」であり、耐久性の限界まで使い切って、壊れたら交換する予定だったのである。

巨大で精密に分化している組織化社会のなかでは、人間は一本一本のネジだといえるし、ネジには個性がなく、いろいろな型の類型だけがある。かけがえのないこのネジでなくてはおさまらないということはない。そして交換部品はいくらでも入手できるから、なるべく頑丈な出来のをえらぶことである。[4]

要するに、人を使う側のホンネは、「丈夫で長持ちしてくれればそれでよし。しなければ交換すればいい」ということである。そこでは、「無事これ名馬」と呼ばれるように、個々の人間には馬並みの馬力だけが期待されており、判断力や創造性は「発揮してくれなくて結構」ということである。「いわれたことを正確になしとげて、かつ、休まないで来てくれれば、それで十分」なのである。かくして組織にいると、人間としての誇りを根底から覆されるような屈辱を、日々経験する。

3　社会の現実における自己

社会に新規参入する者として最低限わきまえていなければならないことがある。それは、世の中の仕事というものが、かけがえのない個人の、そのかけがえのなさを最大限に生かすように設計されているわけではないということである。組織が全体として機能するための不可欠の一部分があって、それを個人にあてがう。あてがわれた側は、自分を捻じ曲げてでもその仕事に自分を合わせていかなければならない。個人のために仕事があるのではなく、組織が仕事を作り出すのであり、個人はその仕事に尽力すべき受身の存在にすぎないのである。

この冷酷な事実を就職活動中の学生は知らされていないけれども、会社に入ってみればすぐわかることである。上司は、本当のところ新入社員の個性までは頭がまわらない。興味がないわけではないけれど、一人一人の内なる思いを読み取っていくほどの余裕をもってはいない。

新入社員たちは、学校で、「個性」だの「自由」だの「自分らしさ」だのとまことに美しい理念を教えられてきている。しかし、かくも美しい理念は、実社会のなかでは夢物語もいいところである。まだ年端もいかないころから、幻想の媚薬を与えられてきたつけは、社会に出てから回ってくる。

勘違いしてはならないことは、「今、所属しているこの組織にかぎっては、自分に合わない」などというわけではないということである。この組織を抜け出たら、いずれ社会のどこかに自分を完全に満足させてくれて思う存分個性を発揮できる場が与えられるなどとは、夢にも思ってはならない。

会社に入るときに「そこで自分は成長できる」「そここそ自分を鍛えてくれる場所だろう」、そういった期待を抱くことは間違っていない。そういう期待を口にすることは、「なぜ当社の面接試験を？」との質問への回答としても悪い印象を与えない。実際、伊藤忠商事の丹羽宇一郎元社長が著書を『人は仕事で磨かれる』[5]と題したように、組織は、間違いなく人を成長させてくれる場である。

しかし、その場合の成長とは、ただ待っていれば実現するようなものではない。学校なら、授業料さえ払えば、おんば日傘で、手とり足とり教えてくれるかもしれないが、そのようなことを、「つとめを果す生活」において期待してはならない。組織では、社員は、新人といえども雇われているのであり、給料にふさわしい責任を引き受けることが、まずもってもとめられるのである。

［文献］

1　島崎敏樹『生きるとは何か』（岩波書店、一九七四）一五二頁
2　島崎敏樹『孤独の世界』（中央公論社、一九七〇）一五〇頁
3　前掲1参照、一五二頁
4　前掲2参照、一五二頁
5　丹羽宇一郎『人は仕事で磨かれる』（文藝春秋、二〇〇五）

八　人間研究のフィールドとしての組織

1　組織のなかで育つ

人生の目的が自己の個性の実現にあるのなら、組織に自分を組み込むことは、精神的な自殺かもしれない。島崎も、つぎのように述べている。

　交わりのない平行的視線、役割分担、没個性的で交換可能な無名の人間——大企業や官僚組織のなかで部署についている人々の基本的属性をこう列挙されると、組織に自分をまだ組み込んでない若い人のなかには、こんな風にことばを返してくる人もある。「僕の人生は学校をでるまでで終わりです。」[1]

しかし、それでは、組織は人生の墓場かというと、実際はそうではない。組織にあっては、外面的には没個性的な行動を強いられるが、そのせいでかえって、内面では個性がしたたかなカモフラージュを続ける。人間は、クオリティ・コントロールされた規格化製品になりきれるものではない。自動運動する機構のなかの歯車、あるいは、人格としての主体性をうしなった従僕、そういった運命にもてあそばれる受容的な役割を演じてみても、人は演技のさなかにすらどこか醒めているものである。坂口安吾が「政治、そして社会制度は目の粗い網であり、人間は永遠に網にかからぬ魚である」[2]というように、組織の統制など、人間の個性を封じ込められるものではない。

多くの若者は、組織に加わらせられたら自分は疎外された人間に変わると想像しがちである。正統的な見方からすれば、人生は学校をでたときから始まるのだから、職につかない遊民のあいだが人生で、世にでたら人生はそこで果てたのだとみなす若者の姿勢は逆説的な倒立姿勢で、裏がえったにがい自蔑をもとでにしている[3]。

裏返った自蔑の背後には、組織に入れば自分は疎外されるのではないか、没個性化し無名の存在と化すのではないかといった、漠然とした恐怖心がある。しかし、この恐怖は、杞憂にすぎない。心配なら、組織に入ってから、周りを見わたしてみることである。組織は、人間の研究のまとないフィールドであり、没個性化の荒波にあらがう方法はいくらでも見つかる。古参の組織人たちは、一見すると規格化された角のない存在に見えるが、よく観察してみると、じつに多様である。ベテランたちは、長年にわたって平準化の圧力を受けたがために、かえって、抵抗の仕方が狡猾になっている。表面的にはなんら波風を立てないように見えて、人格の核心においては容易にゆるがない強靭な主張を秘めているのである。そうして堅牢な城郭のなかに自我を確保しつつ、依然として課せられた使命を果そうという遂行欲もうしなっていない。

年が進むと、したいことをする活動欲は追々と手綱をとられて向きをきめられ、課せられた任務を果すことに重い充実感をもつ遂行欲にかわってくる。もちろん、その人その人の人柄によってちがいは大きく、一つの組織のなかにいても、世間にまじって抜目なく立ちふるまう営業向きもいれば、おだやかに相手の気持ちをひきだす厚生向きもあり、人間関係の濃くない経理の仕事を得手とする人もいる。[4]

「人柄によるちがい」は、何よりも、組織との関係の作り方に個人差があることからくる。組織に自分を売り渡してしまうことなく、しかし、同時に組織への貢献をも怠らないためには、関わり方に戦略がある。それはじつに多様であり、そこにおいてこそ、個人の特徴が現われ出る。島崎敏樹が終生かけて追求した「人間の研究」は、組織においてその最大のフィールドを見出すであろう。

2　征服を人生の目的とする人

上司と部下との関係は、上下の関係である以上、支配と服従、抵抗と懐柔という要素を不可避的にはらんでいる。人間の本性に人を支配し、服従させようという内心の欲望があることは否定できない。島崎は、この点について、ニーチェの言葉を引用しつつ、次のように述べる。

この欲望ではまわりの人々やものを自分との支配服従関係において見ようとする態度が根本で、何々をえようというきまった目標設定がない。ニーチェのことばによると、「服従者を見ること」が権力欲の目標なのである。自分が征服した者をみることをとおして、自分の優越した存在感を意識しようという、そこに目標がある。[5]

そういう征服欲を職場で部下に対して示してくる上司はいる。もう、子供ではないから、あからさまな怒声のような形をとらない代わりに、昇進をちらつかせて火中の栗を拾わせたり、外見上は栄転の形をとった左遷人事を行うなどする。日常茶飯の小事件を針小棒大に取り上げて、大仰な始末書を書かせたり、「追加研修」などの名目で屈辱的な訓練課題を課すなどもある。部下が自分の命じた通りしおらしく「雑巾がけ」をしている姿を見て、心底から満足するような上司はどこの組織にもいる。

こういう人間の極端な場合は、憎悪こそ感情のすべて、征服こそ人生の目的と化している。

強者はもともと人を愛することを知らない。つよい者は自分のまえに立ちふさがる障害物を征服することによろこびをもち、相手のなかに自分をとかしこんでひたすら相手を思うようなばかげたことをやれるはずがない。こうした強者は人を憎むことを心えている一方、人から憎まれることをよろこぶもので、暴君は畏怖されることをもって心満足とおもう。「憎まれればなおと余の箔がつく」など言いはなつのも、この人々が人生は征服、人性は憎悪、ときめているせいだとしておこう。[6]

とはいえ、この人たちは、愛や親しみのなかに幸福を見出す能力を欠いているため、人との関係を支配・服従の軸においてしかきずけないのかもしれない。彼らは、本当のところ強者などではなく、自分が人望で人を魅きつけることが出来ないことを知っているからこそ、力で人を服従させて、不安だらけの危うい自尊心を支えているものと思われる。実際、彼らは、誰からも怖れられているが誰一人からも尊敬されることのない、孤独な存在である。

傲慢は小心と表裏一体であるから、組織にあって、こういう上司は、陰で部下が自分の悪口をいっていないかとオドオドしているものである。実際は、この上司のおびえの通り、部下たちは、赤提灯でさんざん彼の悪口をいっている。

3　組織のなかの理由なき反抗

部下は、上司の支配欲を一方的に断罪できるものでもない。上司を支配・征服の権化のようにあしざまにいうのであれば、みずからの忘恩・傲岸ぶりも自覚しなければなるまい。

部下をもつ身になると誰もが経験することだが、大した理由もなく、やけに上司に噛みついてくる若者がいる。誰とでも対立する根っからの好戦家や、権威者に理由なく反抗して溜飲を下げる生来の反体制家というのはいるから、そういうタイプならそれなりに納得できる。しかし、なかには協調性もあるのに、ただ特定の上司に対してだけはむかってくるのがいる。企業の課長クラスになってみれば、部下のなかにこういう困った存在を一人や二人はかならずかかえる。

反抗される側からすると、「手を尽くして育ててきた部下」という思いがあるから、あからさまな敵意に直面すると憂鬱になる。以前、忙しいときに短気を起こして恫喝したせいだろうかと思って、あれこれ反省してみるが、どうも心当たりはない。

こういうケースは、生活史上の個人的な問題を、上司との関係に投影しているのかもしれない。社会人になって間もない若者のなかには、父親との葛藤という思春期の負債を返済できていない者もいて、彼らは、上司に父親の姿をダブらせて、不条理な怒りや憎しみをむけてくる。こういう事情にピンとくれば、自分にも身に覚えがあるので、上司は、大抵は鷹揚な態度をとるものである。とはいえ、上司自身も反抗期の息子に手を焼いているような場合は、気持ちに余裕をもてるものではない。

部下たちは、上司といえば、いつも忙しくてピリピリしていて、気に入らないとすぐに部下を怒鳴りつけるものだと思っているであろう。上司としては、「そりゃ短気は反省しなければならないが、のん気では務まらない立場も理解して欲しい」と思うであろう。上司からすれば、仕事はすべて自分を起点にしていて、自分に仕事が集まり、自分が瞬時に仕事の性質を判断して部下に割り振っていかないと、組織全体が麻痺するのである。

上司の立場からすれば、部下という人種は、二つ返事で仕事を引き受けることをしない。彼らは生意気にも管理職の長期的な展望のなさを非難するが、現場の現実が「永遠に続く急場凌ぎ」であることを知らないから、立派なことをいえるのであると思っている。部下たちは、「上司の方針はくるくる変わる」というけれども、組織を取り巻く状況は時々刻々と変化している。前方に危険が迫っていることを察知すれば、船長としては少々強引でも舵をとって船体を方向転換しなければならない。一瞬の躊躇が大事故につながるから、朝令暮改もやむをえないのだと。

4　人格としての真の指導者

キャリアの階段を上っていく人間には、それなりの資質が必要である。人の上に立つ立場は、けっして事務処理の正確さや試験成績の優秀さだけで務まるものではなく、ましていわんや、名誉心や支配欲や権謀術数だけでは組織を統率できない。

トップへの道は、日々、プレッシャーとの闘いである。大抵の人間なら、重責に見合うだけの報いがあるのかとか、身を粉にして何になるかとか、自分の人生は滅私奉公だけで終わるのかなどと、あれこれ考えてしまう。こうして迷いと不安に屈して、いつのまにか向上心をうしなってしまう。

しかし、なかには、自分の昇進と組織の成長とを矛盾なく一致させようとする偉大な人格がいる。彼らは、重責に押しつぶされない強靭な意志と不眠不休も辞さない頑健な身体をもち、長期的なビジョン、明快な理念、強いリーダーシップなどの指導者の使命を追求している。そして、大概の組織人ならおちいるような不安や迷いなど委細構わず、組織の使命を信奉し、組織の発展を通して社会に貢献していこうとする。組織が苦境にあってはすすんで矢面に立ち、順風を帆に受ければ部下たちの背後に下がる。組織への尽力を通して自分自身の人間性を成長させ、自分の人間性をもって部下を動かす。組織を統率するために、規則や懲罰をもって部下を威嚇するのではなく、信念と情熱をもって部下を説得しようとする。仕事を通して部下に達成感をもたせ、組織の業務を通して一人一人を成長させ、人材の育成をもって社会に寄与していこうとする。

そういった、上司にして教師、実務指導者にして社会事業家、そんな人間こそ、組織のなかの真の勇者であり、社会のなかの真のエリートである。

[文献]
1　島崎敏樹『生きるとは何か』(岩波書店、一九七四)一六〇頁
2　坂口安吾『堕落論』(角川書店、一九五七)一一二頁
3　前掲1参照、一六〇頁
4　前掲1参照、一六一頁

5　前掲1参照、九八頁
6　島崎敏樹『感情の世界』(岩波書店、一九五二)
7　丹羽宇一郎『人は仕事で磨かれる』(文藝春秋社、二〇〇五年)

九　中年の危機

1　充実感の根本条件

毎日、「つとめを果す生活」を送っていると、一日一日が充実感で満ちている。そのさなかにあっては、生活が生きることそのものであり、「生きる意味」など考える余裕もなければ、必要もない。組織の中堅になれば、人間関係の見えざるルールはわかっており、そつなく立ち回る方法も身につけているから、こちらのほうでは新入りのようなぶざまなまねはしない。仕事の大部分はパターン化したものであり、ベテランにとっては、自分の経験を規則的に応用していけばいいから、お手の物である。すでに身につけた多様な技能を、どう組み合わせて課題を解決するかには、創意工夫の余地もあって、仕事の面白みが実感できるときでもある。職業人としての修羅場は一通り体験しているので、今、与えられている仕事がどういう意味をもっていて、その成否がどの程度の影響をもたらすかについての直感がはたらく。重要性や緊急度に応じてエネルギーを傾斜配分することも出来る。結果がどう出るか、ある程度予測はできているし、プロジェクトが失敗に終わったとしても、それがどのように査定されるかについては、覚悟ができている。

ただし、こういう仕事の醍醐味を味わえるのは、安心して働ける職場環境があってこその話である。そこには、信頼できる仲間がいて、ある程度「なあなあ」が通じる雰囲気がある。小さな失敗をとがめずに、さりげなくフォローしてくれる同僚、重要な用件を正確に伝えてくれる秘書、過去の資料をすみやかに探し出してくれる部下、システムの不調をただちに解決してくれる技術者などである。彼らは、通常のルーチン業務から少し外れる仕事でも、馴染みになると、頼めば、こころよく引き受けてくれる。彼ら、彼女らの知識と経験、専門的な技術を少しばかり拝借すれば、自分一人では解決に数時間を費やしていたはずのトラブルがただちに片づく。

2　配置転換という危機

こういう、職場の目立たないが有能なサポート・スタッフの存在は、仕事の根本的な条件をなしている。それは、水や空気のようなものであり、日頃はかえってその価値が見えないけれども、失ってみると、不可欠の生活条件であったことに気づかされる。彼ら、彼女らに心から感謝したいときには、すでに時遅く、辞令を受けてお互い別の部署に移ってしまっている。転勤や異動は、ベテランにとって、かけがえのない役割を果してくれていた仲間と別れ、結果として馴れ親しんだ環境基盤を根本からうしなう危機となる。それは、じつに、人生の意味にすら再考をうながすほどの、深刻な不安ともなりえる。ここにおいて「生きるとは何か」の問いが再び頭をもたげてくる。

秩序のなかで着実に暮らすのが性にかなう人が、この根本的生活条件を崩されるような羽目におちこんだらどうなるだろうか。たとえば昇進とか転勤という事態がおこったらどうなるだろうか。——これは由々しい出来事である。昇進ときくと、めでたくよろこばしいことがらにちがいないけれども、見とおしのきいた整然とした視界が急に不透明になり、自分の任務はひろがり重くなるので、この責務に十分たえられなかったらまわりに申しわけないという不安と自責が発生しかねないということにもなる。これに加えて転勤という条件がつくと、今まで住みなれて細部まで掌握できていた居場所から、正体のわからぬ未知の土地へ出ていかねばならない。めでたい昇任は安住していた秩序がにわかに崩れて、自分の生活地盤がゆらぐ不安をも意味するのである[1]。

配置転換は組織人の宿命であり、それを危機とみなすか好機に転じるかで、個人の資質が分かれる。しかし、新しい環境への適応力は、年々落ちていくものであり、もはや「若者」とはいわれない年代になってみると、基盤の安定を求めがちである。生活環境の変化があると、すぐさまそれは足元がゆらぐように感じられる。もはや、若者たちのように無限の可能性を秘めてはいない中年にとって、今、この瞬間によって立つ基盤をうばわれたら、それがただちに生きること自体の危機と感じられる。

3　昇進という危機

管理職には、配置転換の際、赴任先の業務改革を課せられている場合が多い。現場の古参兵たちは、新しい軍曹の着任に際して、道場破りでも迎え撃つような意気込みでいる。威圧的な指示でもすれば、たちまちすべての同僚を敵に回す。かつてなら気心の知れた側近がさりげなくカバーしてくれたはずの瑣末なミスも、今度は、部下たちは「それ見たことか」といわんばかりに、断罪の一斉砲火を浴びせてくる。

個人的な資質の高さをもって実力で昇進してきた人間にとって、管理職として部下をもつようになったときこそ危機である。独奏者としての能力と指揮者としての手腕とは、ほとんど関係なく、名選手としての実績は名監督への条件にすらならない。優秀な人は、すべての部下が自分並みに仕事が速いという、とんでもない誤解を抱いている。納期に遅れていることは、即、部下の怠慢ととらえてしまい、自分の課したノルマがそもそも法外なものであったなどとは想像できない。「この程度のこともできないのか?」という軽率な一言が、一気に部下たちの士気を下げ、この傲慢な男をして部内で完全に孤立させる。能力のある個人にして人望のない上司は、上がらない実績を部下の無能に帰してますます人望を失い、足元から次々と離反者を出しては、結局のところ、指導力のなさを露呈させる。若い時代に打ち立てた数々の業績によって頂点に達した評価は、今や無能管理職としてどん底にまで急降下する。期待をよせ、自分を昇進させてくれた幹部たちの怒りと失望を一身に受けて、かつての新進気鋭は今や「中年の危機」に直面する。

脂ぎった野心家だけではない。謙譲の美徳の具現者のような人にも、好むと好まざるとにかかわらず、人の上に立たされるときはくる。「自分はしゃしゃり出るのは好きじゃないし、人に命令したり、部下に説教するのは御免こうむりたい」と内心では思っていても、ただ長年その組織にいたというだけで、同僚たちとの信頼関係ができてしまう。「自分としては別段仲間たちに親切を振りまいた覚えはないし、ただ淡々と仕事をしていただけ」と思っていても、その淡々とした仕事ぶり自体が、周囲への無言の「模範演技」となってしまう。結果として、上司からも信用され、部下からも支持され、こうして自分では本当は望んでいない昇進を周囲から期待されるようになる。こういう人にとってみれば、「ご褒美」として立派なポストをプレゼントしてくれても心底から喜べるわけではないのだが、責任感の塊は、まず出世を断りきれない。なんとなれば、この小心者ときたら、上司からの昇進の内示を「こころよく受けないと責任逃れと見なされやしないか」と不安がるありさまだからである。

一つの職場に長くいると、昇進しないことは不可能に近い。職人肌の技術屋は、本当のところ、管理業務を「名誉ある仕事」ではなく「雑用」と思っており、技術自体のなかにこそ自分の本分があると考えている。それでも中堅と呼ばれる世代になると、技術畑の人間にも管理業務が課せられる。同僚、上司とのコミュニケーション能力はこれまで以上に必要になるし、対外折衝も避けて通れない。このときに、技術屋にとって「好きじゃないし、尊重すべきものでもない」と思われた口先での交渉力が、今や自分にももとめられていることを知り、かつ、その方面での自分の無力さを思い知らされることになる。こうして、「これまで培ってきた職人としての技能は何だったのか」と思えてきて、じつに昇進が自尊心の動揺をまねくという逆説的な事態すら発生するのである。

4　一個人としての危機

プライベートにおいても、中年は苦境の連続である。家計は、マイホーム新築後のローンを抱え、子供は受験で金がかかる。老いた親は病気で療養中で、介護負担もそろそろ生じる頃だろう。「まだ若い」と思っていても、書類の細かい文字を見るとき、ついメガネをはずしたくなってくる。健康だと思っていても、一度くらい手術台に上る羽目になっているかもしれない。男として、女として、「最後のチャンスかも？」という焦りから、愚かな情事に身をまかせて家庭の平和を一瞬にしてうしなうこともあるかもしれない。

このほか、家族のだれかが病で亡くなるとか、心を許していた同僚に裏切られるとか、たまたま自分の落度で会社に迷惑をかけるなどがあると、これらすべては、誠実なこの人物の存立基盤をつきくずすことなので、むしかえしむしかえし自分を責めて苦境へ自分を追い込むことにさえなる。[2]

とかく、中年は危機である。

〔文献〕

1　島崎敏樹『生きるとは何か』(岩波書店、一九七四)一六三頁
2　前掲1参照、一六四頁

一〇　つとめのなかの人間復活

1　仕事のなかの遊び

人生の折り返し地点にさしかかった中堅は、次々に押し寄せる危機の波をかわしながら、人生の復路をいかにして走り続けることができるか。その鍵は、やはり仕事と遊び、張りと弛みとをどう使い分けるかにあるだろう。義務と強制だけで、人生のマラソンを完走できるものではない。給水地点で水をとって、喉を潤して、走路の風景を見わたしてみることも必要である。

島崎は、仕事と同時に遊びの価値を重視する。それは、島崎[1]の引用するロジェ・カイヨワによれば、「いかなる富も、いかなる作品も生み出さない」ものにすぎないし、利潤追求を目的とする企業組織にとっては、まさにその通りであろう。しかし、個人としての人間は、利潤追求を生の目的としているわけではなく、あくまでも自己の表現をこそ目的としている。生身の人間にとって、遊びとは、すなわち「遊びという人間復活」[2]であり、それに比べれば、組織への忠誠は、自己の維持、発展のために支払うべき税金にすぎない。

島崎は、「遊びの場所というものが日常世界と切り離された非日常の世界に属するのだということも第一義的に大切である」という。

労働の場では、なにほどか強制的に課せられた他律的な活動をいとなみ、自分を消費してものを生産したが、遊びのほうはこれと反対に、自由な自律的活動のいとなみで、そこでは物を消費して自分を再生産する。[3]

島崎は、このように述べて、労働と遊びとの対照を浮かび上がらせる。

しかし、仕事とは別に遊びを探すのではなく、仕事のなかに遊びを見出すことができれば、これくらい幸福なことはない。没人格的な職場においてこそ、その人らしさが発揮されるという逆説があるのなら、職場が真面目に徹するべき場であるからこそ、その人らしい遊び心も発揮されるのではないか。もし、仕事のなかで「自由な自律的活動」を行い、「自分を再生産する」ことが出来れば、仕事の充実感は変わってくる。仕事のなかには、よくみれば創意工夫の余地はあるはずで、それを発見できれば、仕事のなかで「自分を再生産」し「遊びという人間復活」をとげることも可能となる。

2　デスクワークのなかの遊び

たとえば、オフィスでの仕事は、ほとんどが単純で無味乾燥な頭脳労働にみえる。しかし、野口悠紀雄の『「超」整理法』[4]シリーズは、じつはそこに創造の無尽蔵の可能性があることを示した。

野口は、かつては若手官僚として他律的な拘束の下で働いていた。学者に転じた後も、個人の自律と国家の統制との緊張関係を対象とする公共経済学を専門とした。『「超」整理法』における野口の主張の一つ一つは、驚嘆すべき臨場感に満ちているが、これは、公と私とのはざまで格闘した彼自身の個人史にも由来しよう。野口が自由業者であったり、芸術家であったり、学者でも古典学のような書斎型の学問を専攻していたら、これほどの著作は書けなかったと思われる。

野口の著作は、雑務の洪水も締切りの圧力も、知性と創造性をもってすれば克服できるという楽観的な確信に裏打ちされており、そのため全編が溌剌とした知的ゲームの書となっている。今日のホワイト・カラーには、多様で複雑な事務処理を、時に単独で、時に協同で、複数、同時並行的に進めていくことがもとめられている。野口の「時間順原則」「中断せず原則」「拙速原則」などの数々の工夫は、このような過酷な課題を課せられたビジネス戦士の、野戦の現場から生まれた戦略であり、創造的な仕事をする者にとってヒントの宝庫となっている。

3　営業のなかの遊び

デスクワークに遊びの余地があるように、外回りの仕事にも、遊びの余地はある。営業では、普段、顔を合わせている同僚とは別のタイプの人と接する。それぞれの職場では、オフィスの間取りも、机の配置もちがい、そこで飛びかう号令も、かわされる口調も、無駄話の中身も、仕事の仕方も、時間の管理もまるでちがっていて、興味深いものに見えるだろう。

時間に追われる生活も、一種のスポーツだと思えばエキサイティングなものである。顧客先を車であちこち走り回って、あいまに携帯で営業所に発注させた物品の到着を確認する。コンビニエンス・ストアに駆け込んで、おにぎりを買って、あわただしく車の中で昼食をすませる。午後は、関係会社を回ってから、オフィスに戻って秘書からメッセージを受け取って、次々に電話で必要な連絡をした後、書類の整理をする。翌日は、遠方までの出張で、空港までの道のりが渋滞して、タクシーの運転手をなだめながら何とか急がせて、到底間に合わないと思われた飛行機に、ぎりぎりセーフで乗り込む。こういうスリルのある生活は、体力があって気力が充実していれば、なかなか楽しいものである。

それに出張では、忙しいように見えて、じつは、平常の勤務では得られない意外な余裕が与えられる。満員の地下鉄を乗り継いで、東京駅の雑踏をかき分けて、追い立てられるように新幹線に乗り込んでも、ひとたび座席に腰掛けてしまえば、出張先までの二、三時間は、まず、誰にも邪魔されない。経済紙にゆっくり目を通すことも出来るし、読みたかった本も読める。それでも行きはこれからの商談が気になるが、交渉が首尾よくいって出張の目的を果すことができれば、帰りの新幹線ではじつにビールがうまい。

出張先に滞在することになれば、夜は、その地の珍味に舌鼓をうったり、ついでに足を延ばして観光地に行ってみることもできるかもしれない。弘兼憲史のコミック『課長島耕作』には、出張先で長らく会っていなかった同期入社の仲間に会うとか、学生時代の友人に再会するなどの場面が多い。出張は旧交を温める場でもある。島耕作のように出張の先々で美しい女性と恋に落ちるということは現実には難しいが、仕事を通じて面白い人物に出会えることは、大きな喜びである。

4　工場のなかの遊び

工場に勤める人ならば、ものづくりの過程そのものに楽しみがある。大田区や東大阪の町工場には、ミクロン単位の誤差すら見逃さない有能な工員がごまんといるといわれている。日本の工員たちは、工作少年の遊び心と、質実な職人気質とをライン作業に持ち込んで、工芸家の誇りをもって技術の粋を追求してきた。彼ら自身が技術のなかに仕事の醍醐味を感じているように、管理する側も、労働者たちに対して職人としてのプライドをもたせようとしてきた。こういった日本のものづくりの伝統のなかにこそ、技術立国日本の生命線があったといえよう。

本田宗一郎は、実業家として成功してからも作業着を着て現場を歩くことを好んだ。これは、社長が従業員の人気をとるためにわざわざ作業着をまとうのではなく、本田にとって、軍隊からお下がりの小型エンジンをもらってきて、自転車につけてみた頃の熱中性が続いているにすぎない。そして、従業員は的確に見ていた。本田社長は背広より作業着のほうがお似合いなのである。

5　専門職にとっての遊び

大学病院では、多くの医師が、多忙な臨床で疲弊しているにもかかわらず、さらに深夜まで実験室で研究している。これは、博士号を取得するとか、「白い巨塔」の階段をのぼるなどの具体的な目標がある場合もあるが、もう一つの理由は、気分転換であろう。研究には研究の厳しさがあるが、そこは患者相手の臨床とはちがって、四六時中緊張を強いられるわけではない。「学会発表」を口実に堂々と海外旅行できることも、こたえられない楽しみである。

精神科医の数々の仕事のなかで、刑事精神鑑定はほとんどの場合引き受け手がないが、この仕事を好んで引き受ける少数の精神科医がいる。彼らは、表向きは「鑑定を通して公共性の高い仕事をする」という高邁な理念を主張しているが、その素顔は、かつてシャーロック・ホームズに凝った推理小説少年であったり、刑事ドラマに胸を熱くした人たちである。彼らは、人が見ればうんざりするような分厚い事件記録を嬉々として読み込んで、同僚たちをあきれさせているが、彼ら自身にしてみれば、もうすっかり探偵気分、刑事気分なのである。それは、外に現さないで内に秘めていれば不謹慎ではない。こういういきいきとした関心がなければ、鑑定はとてもできるものではない。

弁護士は、民事訴訟事件の処理を引き受けることで、収入の大半を得ている。彼らにとって、憲法訴訟や刑事事件などは、歓迎される仕事ではない。しかし、採算度外視でこういう仕事に情熱を燃やす弁護士もいる。憲法、刑法については、学者顔負けの研究振りの弁護士もいるといわれる。

その理由は、表向きには「弱者の救済」や「人権の擁護」だが、そういった気負った決意だけでなく、憲法や刑法自体に理論的な面白みもあるからであろう。それは、民事の人間模様の泥濘から解放された、乾燥した世界である。「因果性」「罪と罰」「国家と個人」「道徳と法律」といった、法哲学のビッグ・クエスチョンも含まれており、知的探究心を刺激する。島崎は、「仕事で疲れると数学書に目を通す」人の例をあげているが、これらと同じく、憲法や刑法に「空気の澄んだ別世界に行った感じ」がして、そこで心の洗濯を行っている弁護士もいると思われる。

尊敬できる上司、同僚とつきあえることは、人生最大の喜びである。開業できる医師がいつまでも勤務医生活を続けたり、同じく開業できる弁護士がロー・ファームに長くいたりなどして、サラリーマン生活を送っている。もちろん、そこには、大病院でないと大きな手術に参加できないとか、ロー・ファームでないと渉外事務を経験できないという理由もあろう。開業時の経営雑務の敬遠という理由もあるかもしれない。しかし、もう一つの大きな理由は、有能で魅力的な同僚を間近に見ることができる点にあるだろう。彼らとの交流は、そこにおいて実務面で多くをまなべるのみならず、激務の日々における勇気の源ともなりえる。

6　フィールドとしての「つとめを果す生活」

人間を見つめること自体をなりわいにしている精神科医の立場からいうと、「つとめを果す」場くらい興味深いフィールドはない。マン・ウォッチングこそ、仕事における最高の娯楽であるように思える。コンラート・ローレンツやデスモンド・モリスは、動物を観察するような、醒めた、客観的な視点から人間の行動を観察した。組織人なら、さらに進んで、感情の交錯のなかに主体的に参加しながら、人間の本性を研究することも出来るはずである。それは、真の意味での「関与しながらの観察」(サリバン)であり、精神医学的にもベストの研究方法である。

島崎は、「医学部の臨床というものはほんとうに残酷で、のびのびとからだをやすめられる日は一年のあいだに幾日もない」[5]と言ってはばからなかった。医師の「つとめを果す」生活が張り詰めた緊張に満ちていることは間違いない。しかし、同時に、臨床の張り詰めた弓からこそ、島崎の知性の矢が放たれていたこともたしかである。遊びは、それと対をなす仕事の過酷さがあってはじめて意味をなす。「余暇は自由と消費と弛緩をむねとするが、それは強制と生産と緊張の労働と対になってはじめて余暇でありうる」[6]のである。

だから、島崎は、「悠々自適」という、緊張感を欠いた状態を嫌った。

　悠々自適、この文字にはひとの心をやすらげるおおらかな味わいがある。(中略)しかし実態をのぞいてみると、光景は大分ことなるようにみえるし、原理的にいうならば、悠々自適はむごい境遇なのだといったほうが正しいであろう。それは、自分に期待される未来というものがかけてしまった暮らしだからである。生涯をとおして、自分がしたいことを続けてきた画家、作家、思索者たち、自由人は別として、組織のなかではたらく生活をいとなんできた人々は、この身が期待されているのは課せられた任務を果たすところにあると感じ、生きることの充実をそこにもっていたわけだから、職場から解放されることは生活の場から追い立てられることであり、自由の広場へでられたことは不安な空虚へ投げだされたという意味を含んでいる。[7]

「生きるとは何か」、その答えを、島崎は、「つとめを果す」生活のなかにこそ、見出そうとしていたようにみえる。

［文献］
1　島崎敏樹『生きるとは何か』(岩波書店、一九七四)一五五頁
2　前掲1参照、一五五頁
3　前掲1参照、一五五頁
4　野口悠紀雄『「超」整理法』(中央公論社、一九九四)
5　島崎敏樹『心の四季』(読売新聞社、一九七〇)九頁
6　前掲1参照、一七九頁
7　前掲1参照、一七七頁

第Ⅳ章　精神病理学と島崎敏樹、そして私自身

一　精神病理学の夜明け

1　夜明け前の人工照明

英語のことわざによれば、「夜明け前」は「最も暗い時間」である。長編小説『夜明け前』において作家島崎藤村が描いたのは、まさに日本の「最も暗い時間」であった。そこでは、うわべだけの「文明開化」の裏側に、封建時代と変わらない圧政が続けられ、個人の運命はといえば、依然として気まぐれな時代の荒波に翻弄されるにすぎなかった。

戦後、本格的な活動を始めた島崎敏樹にとって、日本の精神病理学の夜明け前は希望に満ちたも

のではなかったかもしれないが、少なくとも真っ暗闇ではなかった。島崎敏樹の「人格の自律性の意識の障碍」(一九四九—五〇)、西丸四方の『幻覚』(一九四八)[1]、それに戦前にすでに活動を開始していた村上仁の『精神分裂病の心理』(一九四三)[2]などが、この時期の主要な業績である。彼らは、いずれも独仏の精神医学思想の影響下に、みずからの言説を展開しようとしていた。ヨーロッパ大陸の精神医学は実存主義と不即不離の関係にあって、合理性の背後の暗部に目をむけようとする傾向が強かったから、陰翳のなかに本質を見る日本の美意識とも調和して、日本独自の思想的展開を準備する条件がそろっていた。

しかし、黎明を待つ身には予想外なこととして、戦後になって、アメリカ精神医学が怒涛のように流入し始めた。それは、島崎が『病める人間像』で「数と公式による人工照明的精神病理学」[3]と揶揄したように、人間の心理を外側に現われた行動に還元し、内面の微妙な襞をすべて捨象してみせる荒技であった。この心理測定学とも呼ばれる方法は、精神的なものも物質的なものも十把一からげに数値で表現して、その数値化の妥当性は不問に付して、そこからデータを複雑な多変量解析にかけて、もって「科学的」と主張するのである。

かげりのない人工美、深みのない原色の図柄、奥行きを欠いた表面だけの世界、それらは、ディズニー・ランド、ハリウッド映画、マクドナルド・ハンバーガーなどに共通する、アメリカ特有の書き割り文化であり、いわばその精神医学バージョンが、計量精神医学なのであった。したがって、アメリカ精神医学には、人間個人の歴史を叙述する言葉がなく、ただグラフと表だけがあり、その同じパターンを精神現象のすべてに当てはめていこうとするのであった。
佐々木斐夫は、つぎのように回想している。

あまりにも深く身についていた精神病理学的な観点——というより視座構造——が、アメリカ流の精神医学と方法論的に対峙した戦後の時期に、島崎さんは自分の学問の根本的な問題としてその対決を身に引受けたらしく、私のような専門外の人間にもその悩みをしばしば漏らされていた。[4]

島崎にしてみれば、東雲に淡い明かりが少しずつ差し込もうとしていた時期に、いきなり、不夜城のけばけばしい光線を当てられた思いであっただろう。島崎は、つぎのように不快感を表明している。

人間は自然の光の中でこそ本当の姿をもてるものでしょうが、そうした人間像が死滅してしまったということ、大変なのはそのことではないでしょうか。[5]

2　精神病理学の夜明け

島崎の発声には、少数の、しかし、有能な若手の学者たちが応えた。計量主義の人工照明よりも、島崎のつむぎだす言説の論理に可能性の黎明を予感した者たちがいた。『感情の世界』の「あとがき」に島崎自身、「この本をきっかけに精神医学をこころざすことになったという医学生のひとたちにもあちこちで出あったことがある」と記しているように、島崎の著作に影響されて精神医学の道に入る者も出てきた。

東京医科歯科大学の島崎のもとには、新進の学者たちが結集し、なかば自然発生的に精神病理グループが作られた。なかでも、宮本忠雄は、ずば抜けた語学力を駆使して、学生時代から島崎主催のヤスパース『精神病理学総論』の輪読会に参加し、卒後、精神医学教室に入局し、処女論文「実体的意識性について」(一九五九)[6]を著した。この弱冠二九歳の若い精神科医の手になる論文は、「分裂病における他者の現象学」との副題のとおり、他者との対話的関係のなかに人としての精神病者を浮き彫りにしようとした。異常な体験にさいなまれ、人間に対する信頼の根底を覆されながらも、依然として他者を希求し、交流をもとめてやめない患者の姿を描き出し、いわゆる「人間学的精神医学」に道を開くこととなった。

学会設立への動きも、六〇年代からみられていた。まず、六二年から六四年にかけて、荻野恒一、新海安彦、霜山徳而らの新進の学者により、「幻の会」と題された同好の会が開かれた。笠原嘉は、それを、「わが国の、長くは続かなかったものの、かなりに充実した精神医学的人間学時代の濫觴」[7]と評している。この会は、六四年には、日本精神病理・精神療法学会に発展したが、おりしも医学界を巻き込んだ混乱の煽りを受けて、わずか数年で解散する。

その間隙をふさぐように、『分裂病の精神病理』[8]（東京大学出版会）シリーズが始まった。著書『甘えの構造』[9]によりすでに地位を築いていた土居健郎が中心となり、そこに島崎、西丸後の世代の中堅の学者たち十数人が集結した。少数の互いに熟知した学者が二泊三日の合宿を行い、その成果を一冊の本にして出版するというものであった。当初、一回きりのこころみとして行われたが、結果として大きな成功を収め、以後、年中行事となり、一六年続いた。

このシリーズからは、キラ星のような試論が次々に生み出された。宮本忠雄は、「言語と妄想」[10]論文において、分裂病の妄想形成過程における意味連関の喪失に着目し、ソシュール言語学における〈記号表現〉（シニフィアン）と〈記号内容〉（シニフィエ）との恣意性を通して、解明しようとこころみた。安永浩は、幻影肢における身体図式と実在とのずれからヒントを得て、分裂病の知覚体験を一種の心理的錯覚としてとらえようとする「ファントム空間論」[11]を展開した。中井久夫は、回復過程の発病過程との相違に注目し、回復途上において発生する多様な心身の現象を取り上げ、その生命保護的機能を強調した（「寛解過程論」[12]）。木村敏は、ドゥルーズやデリダらフランスの現代哲学と問題意識を共有しつつ、「存在の意味は時間である」というハイデガーの命題を、分裂病論においてとらえ直そうとした（「時間と自己・差異と同一性」[13]）。後半には、島崎の「精神分裂病における人格の自律性の意識の障碍」を「最高峰の業績」[14]と称揚する中安信夫が、独自の精緻な症候論を「初期分裂病論」として発表した。

こうして、精神病理学の夜は明けた。

なった。

3　プロジェクト「分裂病の精神病理」の成功

「分裂病の精神病理」シリーズの成功は、精神病理学の知的可能性をまざまざと見せつけるものとなった。

この企画は、特定のテーマをめぐる小規模のプロジェクトという特徴があった。そこでは、メンバーの個性と自由が尊重され、「めいめいが時間以外のなんの制約も受けずに自分のものを出し合い、論じ合」(宮本忠雄[15])い、「少数のメンバーが互いに励ましあ」(荻野恒一[16])いながら、続けられた。いずれにせよ、「多人数の学会と違って少人数の会合は、お互いの気心が知れているという気安さはあるが、しかし遠慮会釈のない質問が飛び交うので、なかなかのんびりとは構えておられない」(土居健郎[17])といった緊張感もあって、知的創造に必要な自由な発想、互いの切磋琢磨、知的情熱の共有といった条件がそろっていた。

このシリーズの第八巻において、中井はつぎのように述べている。

このシリーズも八巻を経て回顧すれば、時代の所産の感を強くする。このような長さの、しかも一部は連作がものされ、しかもそのスタイルもしばしば「標準」の形式から大きく外れており、またかなりの部分が精神病院をはじめ大学外から汲まれている。このことは一九世紀後半以前を知らずに発足したわが国精神医学をひそかに補完する面がありはしないか。それはおおよそ歴史の「見えざる手」に導かれてのことであり、このシリーズを構成する論文のいずれがいかほど「風雪に耐える」かは今後の問題であるが——[18]。

すなわち、「分裂病の精神病理」には、論文の形式も長さも、また、寄稿する精神科医たちの出自も、いずれもアカデミックな規格から逸脱するものが多かった。標準的な形式では表現できないテーマを扱い、形式など委細構わずに独自の発想だけで疾走するかのような論稿ばかりであった。それは、型破りなぶん、ハイリスク・ハイリターンであることは否めず、まさに「いずれがいかほど『風雪に耐える』かは今後の問題」である。とはいえ、知的創造がいかに形式主義から遠いかは明らかであった。少数の野心家が、確立した学問の膠着した論文生産ラインから飛び出して、小さな方法論にとらわれずにまい進したときに、はじめて真の創造が可能となる。そのことを、このシリーズの成功は物語っていた。

また、「分裂病の精神病理」の時代は、年功序列をよしとする医学界の常識からすればいささか稀有なことに、四〇代の若手が積極的に発言した時代でもあった。中井は、ごく控え目につぎのように述べている。

一九七〇年代から八〇年代初期は今から見れば、精神科の波頭は実に若い層に占められていた。私はもちろん、私の世代は、先行世代の大量の惜しみても余りある戦死者によって、器量以上の地位についた者が少なくない。私は先行世代の代役を仰せつかっていることを自覚して、身を処してきたつもりである。私の先導役になりえたはずの、より優れた戦死者の幻影がいつもあった[19]。

たしかに、西丸、島崎の世代と比較すれば、その後の昭和一桁世代は層が厚く、そのことが早い世代交代をうながした可能性はある。しかし、シリーズの常連であった宮本忠雄、安永浩、中井久夫、笠原嘉、木村敏らは、めぐり合わせに恵まれただけの存在などでは、毛頭ない。

時は、精神医学に対する異議申し立ての時代、分裂病を研究すること自体が非難されかねない時代であった。中井自身も、「当時は、分裂病の研究そのものが悪であるかどうかという議論もあって、かなり緊張した雰囲気のなかで分裂病の病理研究がスタートした」[20]と、述懐している。「〝精神分裂病〟など社会的なレッテルに過ぎない」、このような極端な主張までもが声高に唱えられていた時代にあって、シリーズのメンバーにはあからさまな脅迫すら行われていた。しかし、彼らは、サークル外からの異常な圧力にさらされても、時流に棹差すことを断固拒否した猛者たちであった。

反時代的精神にあふれる闘士たちの挑戦的な論文を見れば、後続の世代は、この雰囲気にのまれないように準備しておかなければならなかった。機会を与えられればただちに自説を打ち出せる状態にしておかなければならなかったのである。後半にデビューすることになる永田俊彦、村上靖彦、市橋秀夫、中安信夫らは、野心を表現しないかぎり放逐される緊張感のなかで、知的出立をこころみねばならなかった。

こうして、気鋭の学者たちが「長期間の思索と努力にもとづく著作」（中井久夫）を世に問い、濃厚な議論に鍛えられて、「分裂病の精神病理」シリーズは不朽の金字塔を打ち立てた。

4　プロジェクトから学会へ

西丸四方は、「分裂病の精神病理」シリーズの成功の理由が、それが大規模の学会としてではなく、小規模のプロジェクトとしての位置づけにあったことを早くから指摘していた。

> この精神病理学の灯が長く消えずに続くためには、この灯をあまり大きな火にしてはいけない。次から次へと新しい油が少しずつ注がれ、火を小さくも大きくもしないのがよい。以前の精神病理学会が潰えたのは火をあまり大きくしたせいもあり、そのような大きな集まりからは今回のような成果は現れなかった。望まれることはこのような小さな灯があちこちにいくつもともることである。分裂病の精神病理は、一人一人の知識、体験、思想から自分のそれを作り出せるものであり、このような叢書を読めば自分の火がインスパイヤーされるであろう[21]。

しかしながら、その後の精神病理学の動向は、西丸の警鐘とは相反する方向にむかった。土居健郎は、「分裂病の精神病理」シリーズの最終巻において、「この会合をいつまで続けるかについては初めから問題があった。それは一つにこれがクローズドの会合であったからだ」[22]と述べている。

こうして、より開かれた学会を求める声も上がった。専門誌の発刊への期待も高まった。一九七八年、富山の在野の精神科医たちが「精神病理懇話会・富山」を開催すると、この小さな研究会は、たちまち大所帯の会合に発展した。笠原は次のように述べている。


五四年の第二回には日程を延長しなければならぬほどのエントリイがあり、五五年度のまもなく開かれる第三回では、あらかじめ会場は広いところにうつる模様である。精神病理学という地味な分野に予想以上に多くの、しかも若いジェネレーションの精神科医の関心が示されるのを見ておどろいたのは、主催者である八人の富山在住の精神科医ばかりではなかったようだ。[23]

こうして、一九八〇年専門誌『臨床精神病理』は発刊され、「精神病理懇話会」は、一九八八年「精神病理学会」となった。

しかし、この学会への発展も、本来の学会の担い手となるはずの若手は、むしろ重いプレッシャーとともに受け止めていた。次世代の精神病理学の旗手と目されていた長井真理は、学会設立の直前に「精神病理学に明日はあるか？」[24]という懐疑的な見解を表明していた。

5　ベンチャーとしての精神病理学の終焉

産業構造が成熟期にはいると、既存企業は大型化して、高コスト低収益の状態が続く。この閉塞状況を打開するために、大企業は、先端技術分野を中心に、可能性はあるが多少ともリスクテイキングな活動を小規模でこころみる。その際、専門性が高く革新性に富む若手をスピン・アウトさせて、ベンチャー・ビジネスとして独立させて、創造的な発想を支援しようとする。

精神病理学も、振り返れば、ベンチャー・ビジネス的なところがあった。閉塞的な状況に痺れを切らした野心的な若手が、精神科医による最大の学会である精神神経学会から、スピン・アウトして、新しい学問を始めようとしたのである。一九六〇年代における精神病理・精神療法学会のオピニオン・リーダーであった懸田克躬の意図などは、まったくそういったところにあった。笠原は、懸田のかかわった趣意書に「精神神経学会の特別部会ないしは分科会とすべきかもしれないが、学会の規約ではそういう部会をつくれないので、ひとまず独立の形態をとって発足する」[25]と記されていたことを記憶している。

近年の企業社会において、電子、情報、生命工学がベンチャーの活躍分野であるように、七〇年代、八〇年代の精神医学においては、「分裂病の精神病理」こそが、ほかならぬベンチャー分野であった。

しかしながら、精神病理学はスケール・アップの道を歩み始めた。「分裂病の精神病理」がベンチャーのテーマであった時代も終わった。専門誌『臨床精神病理』の発刊と精神病理学会の設立とは、精神病理学がベンチャーとしての役割を終え、成熟産業として新たな歩みを始めたことを物語っていた。

小さな研究会を大規模な学会に発展させることで生じるスケール・メリットは、明らかである。運営基盤は安定し、毎年のように「存亡の危機」がささやかれるなどは、もはやなくなる。

精神病理学会も数多くの会員から会費を集めることで、資金繰りは安定した。機関誌もでき、投稿規程も出来上がった。どうやって経費を捻出しようか、どこにスポンサーを探そうか、発表はどこに持ち込んで活字にしようかなど、学会を作る前にはそのつど頭を痛めていた問題は、もはや過去のものとなった。学会の規約が作られ、年中行事としての学会、そこへ出す抄録の書式、発表の形式、発表の内容なども標準化された。論文の掲載手順は明文化され、学会員は平等に投稿する資格を得た。そのため、審査員の恣意によって受理、不受理を決定するようなことはなくなり、審査の基準も共有されるようになった。かつてなら、閉じたサークルの外部にいて、「コネがないから掲載されない」と無力感におちいっていた投稿者も、それから以後は、自分の論文が実力で審査されることを信じて、安心して投稿できた。

6　知的ラディカリズムの喪失

しかしながら、制度化の進行が、斯学の本来内包していた知的ラディカリズムを弱めてしまう傾向は否定できない。ビジネスにたとえれば、ベンチャーのときは勢いがあっても、株式を店頭市場で公開する段になると、かえって勢いがうしなわれるかのようである。

この傾向は、じつは、精神病理学の特殊性ゆえではなく、むしろ、諸学に通底する問題である。科学哲学者の村上陽一郎は、制度化の進んだ学問の知的不毛を、つぎのように述べている。

そこでは、何を、どのように、研究し、どのような形で、業績として論文や著書に仕立てればよいか、その大枠が決まっていて、それにのっとって「研究」を続けている限り、ほとんど自動的に、研究者としてのキャリアパスを登っていくことが出来ることをも意味している。（中略）そうした「業績」は、当該の学問分野の「専門家」たちの間には、高い評判を得るかもしれないが、知識一般に対しては、ほとんど何のインパクトも与えない。私は、そういう類の「業績」に意味がないというつもりはさらさらない。それらはそれらで、専門家の共同体の共有財産を豊かにし、その共同体の拡大再生産に寄与するばかりでなく、常に、ではなくても、時には、人類の福祉のためにも寄与することがあることを認めるにやぶさかではない。しかし、すくなくとも、こと知識の領域で、さまざまなコンパートメントを越えて幅広く何らかのインパクトをもつためには、そうした専門的な学術書は、通常寄与することははなはだ少ない[26]。

制度化された学問においては、研究者もそれを審査する側も、創造性を発揮することが難しくなる。

個々の演者は、学会発表の際に形式を標準化することをもとめられる。演者は、自身の独自の発想を形式の枠組みにはめ込むために多くの箇所を削らなければならない。大会場での学会発表では、一演題の持ち時間も限られ、質疑も間延びしたものになる。発表をフルペーパーにして、構成を整え投稿すると、烈しいピアレビューを受けて、審査委員の誰からも異論の出ないような内容、つまり、最終的に個性の乏しい論文に作りかえられる。精神病理学は、学がまだ未成熟で、いわばベンチャーであったときには、実験的なこころみがいくつもあったが、そのようなことは、学会を作ればもはやゆるされない。

同じことは論文を審査する側にもいえる。査読者は、投稿者に対して人間的な感情を抱いてはならず、書類審査を行う行政官の冷静さをもって臨まなければならない。「自分が面白いと思うから掲載する」というようなことでは、他の審査委員は納得しない。賛否両論が出て紛糾しそうな論文を受理してしまうと、「何であんなものを載せたのか？」とか、「あの極論は学会の公式見解か？」という批判も出る。そうなると、審査委員の誰もがリスク回避のための万全の態勢をとろうとする。冒険はあえてしてはならない。形式の完成した論文だけを受理し、誰からも批判の出ない論文だけを掲載することである。そうしてはじめて、学会誌の権威を保つことができる。

投稿者がつねに審査委員の顔色をうかがいながら投稿せざるをえないように、審査する側も、つねに他の審査委員や学会員の意見に敏感になる。編集委員は、学界の権威と見なされるわけだから、自分の判断が学問全体の価値を決定してしまう。軽率なことはできない。とにかく「大過なく」、この学会誌編集委員という重責を果そうとする。

7　学会の祭り

島崎は、大規模な学会の非生産性に早くから気づいていた。

ところで毎年開かれる学会——なかでも親学会的存在の日本精神神経学総会では「今年もたいした発表はなかった」という声がいつも聞こえる。変わりばえのしないもの、わざわざ聞くまでもないもの、そうした批評が非常に多くの参集者や、出席しなかった人たちからきかれる。（中略）学会も近頃はお祭りになってしまいましたね、という言葉は長年前からいつも語られてきたことであった。由緒のある学会、大規模の学会はみなそうである。こうした格のある堂々とした学会の集まりは、文字どおり年中行事であって、それは「祭らなければならぬ」存在である。そして祭りというものでは、祭る行事がすべてであり——つまり問われているのは祭りのfunctionであって、そこへ参集した人々のひとりひとりの研究結果のよしあしは本質上縁がない。だから、祭りに集まった人々が敬虔な態度でささげものをするそのattitudeこそ問題なのである。そのためには、自分をむなしくしてすべてを祭り神にささげなくてはまちがいであるから、どんよくな科学的探究の精神で対象をくらい、解体し、自分の構想で再構成して見せようという態度はもっとも趣旨に反したこととなる。[27]

すなわち、学界(学会と学術誌)は制度化が進めば進むほど、儀式としての洗練がもとめられるようになる。学界としての権威の維持が最優先事項となり、学問的な内容や討論の活発さは、その後ということになる。知的ラディカリズムは、時には、「もっとも趣旨に反したこと」ととらえられる。本来、学問というものは異種の見解の交錯であるから、そこには対話があり論争があり、時には、紛糾や敵対すらも生じよう。理念と理念との、プライドをかけた対決が生じても不思議はない。しかし、このような感情的で人間的なやりとりは、儀式の厳粛な空気を打ち破りかねない。

学会員、否、儀式の参列者たちは、もはや、知的議論をもとめてはおらず、儀式の厳粛な空気に陶酔したいのだから、彼らの敬虔な祈りを妨げるような無作法だけはしでかしてはならない。島崎の皮肉の趣旨は、こういったところにあるのだろうが、考えようによってはこれほど辛らつな学界批判もないであろう。

もはや成熟期に入った精神病理学が、今度どのような「安定成長」をとげるのか。夭折した女流精神病理学者長井真理の「精神病理学に明日はあるか?」との危機意識に、誰が、どのように答えようというのか。

少なくとも「人間的なものの濃度を薄めれば薄めるほど学問的」だというような、妄信におちいってはならないだろう。科学的な知見が得られれば得られるほど、精神的存在としての人間が見失われていく。この点は、そもそも臨床のため、患者のために存在する精神医学にとっては、致命的な欠点である。島崎が精神病理学の中心に「人間」をおいたとき、このような「精神を失った精神医学」に対する潜在的な批判があったはずである。

残念ながら、制度化の進んだ学界においては、手続きは形式化し、鉄鎖となって、自由な発想に掣肘をくわえる。創造性の根幹を蝕んでいく。マックス・ウェーバーがかつて指摘したような官僚制の弊害が、じわじわと創造性の根幹を蝕んでいく。官僚制にあって一人一人の官僚が「不断に進展する機構のなかの個々の歯車」[28]と化したように、成熟期の学界においては、研究者も論文査読者も、感情を押し殺すことを強いられ、創造性を表現する余地をうばわれ、没個性的で、「精神なき専門人」となることを強いられかねない。

しかし、学問の本来の目的は精神的な価値の創造であり、それは、人間的な存在からしか生まれないはずである。今後制度化の鉄の檻のなかでいかにして人間的なものを確保するか。精神病理学が「夜明け前」の初志をいかにして維持するか。困難な課題をかかえているように思われる。

【文献】

1　西丸四方『幻覚』（学術書院、一九四八）
2　村上仁『精神分裂病の心理』（弘文堂、一九四三）
3　島崎敏樹『病める人間像』（講談社文庫、一九七七）九九頁

4　佐々木斐夫「柊会から瑞泉寺まで」(島崎敏樹先生追悼文集刊行編集委員会編集『心で見る生涯――島崎敏樹先生追悼文集』、六四―六七頁、東京医科歯科大学精神医学教室、一九七七)六六頁
5　前掲3参照、九九頁
6　宮本忠雄「実体的意識性について――精神分裂病者における他者の現象学」(『精神神経学雑誌』六一(一〇)、一九五九)。宮本忠雄『妄想研究とその周辺』(三―五四頁、弘文堂、一九八二)
7　笠原嘉「臨床精神病理学の現在」(笠原嘉、鈴木国文、影山任佐、内海健、樋口輝彦、笠原嘉、鈴木国文編集『二〇世紀の精神病理学とこれから』精神医学レビュー四〇『臨床精神病理学の現在』五―一四頁、ライフサイエンス、二〇〇一)一一頁
8　土居健郎他編『分裂病の精神病理一～一六』(東京大学出版会、一九七二―一九八九)
9　土居健郎『甘えの構造』(弘文堂、一九七一)
10　宮本忠雄「言語と妄想」(土居健郎編集『分裂病の精神病理』i頁、東京大学出版会、一九七二)
11　安永浩『ファントム空間論』(金剛出版、一九九二)
12　中井久夫「精神分裂病状態からの寛解過程」(宮本忠雄編『分裂病の精神病理二』一五七―二一八頁、東京大学出版会、一九七四)
13　木村敏「時間と自己・差異と同一性」(中井久夫編『分裂病の精神病理八』、東京大学出版会、一九七九)
14　中安信夫「思考、表象、幻覚――中安理論の批判的考察」(生田孝『臨床精神病理』二二：二五―三五、二〇〇一)に対する討論――「背景思考の聴覚化」補遺(『臨床精神病理』二三：二六五―二七四、二〇〇二)
15　宮本忠雄「はじめに」(宮本忠雄編『分裂病の精神病理二』i頁、東京大学出版会、一九七四)
16　荻野恒一「はじめに」(荻野恒一編『分裂病の精神病理四』i頁、東京大学出版会、一九七六)
17　土居健郎「はじめに」(土居健郎編集『分裂病の精神病理』i頁、東京大学出版会、一九七二)

18　中井久夫「はじめに」(中井久夫編『分裂病の精神病理八』ⅰ頁、東京大学出版会、一九七九)
19　中井久夫「創刊前後をふりかえって」(精神科治療学一九(七):八一一―八一四、二〇〇四)八一二頁
20　中井久夫対談中の発言(斉藤環、中井久夫、浅田彰「トラウマと乖離」(対談)『批評空間Ⅲ(一)』:五三―八三、二〇〇一)
21　西丸四方:書評(土居健郎、宮本忠雄、木村敏編集『分裂病の精神病理』一、二、三巻。季刊精神療法一(三・四):二二八―二二八、一九七五)
22　前掲8参照
23　笠原嘉「「臨床精神病理」発刊にあたって」(臨床精神病理一:五―一〇、一九八〇)、五頁
24　長井真理、宇野昌人「精神病理学に明日はあるか?　八〇年代の日本とドイツ」(『臨床精神医学』一六:四〇九―四一六、一九八七)
25　前掲23参照、七頁
26　村上陽一郎「編集にあたって」(村上陽一郎編集『現代科学論の名著』i－xiii頁、中央公論社、一九八九)ix頁
27　島崎敏樹「学会の祭り」(『精神医学』七(九):七六〇―七六一、一九六五)七六〇頁
28　Weber, M.: Bürokratie (Gründriß der Sozialökonomik, III). Verlag von J. C. B. Mohr, Tübingen, 1922.　(阿閉吉男、脇圭平訳『官僚制』・恒星社厚生閣、一九八七)

二　我が人生への関与

1　マラソンのゴール目前で考え込む

私は、途方にくれていた。二〇世紀もあと残すこと一〇〇日足らずとなったころのことであった。私は、前年まで留学していたケンブリッジ大学に提出するPh.D論文の仕上げにかかっていた。三〇〇ページのPh.D論文を印刷所に頼んで、製本して提出しようというとき、自分がひどくしらけた気分になっていることに気づいた。自分が行ったデータ研究に興味をうしなっていた。マラソンのゴール目前で立ち止まり、「これ以上走り続けることの意味」を考えてしまったのである。

専門の神経心理学の領域だけではない。実証研究一般に対する自分の適性に、諦めにも似た疑念に襲われていた。同一の計測を繰り返すデータ収集の手続きは、果てしない単純作業に見え、個別の心理現象の大幅な捨象は、自分がなまじ臨床の現実に精通している自覚があるだけに、深刻な違和感をもたらしていた。

さかのぼれば、五年前の夏、私は、全財産をはたいてケンブリッジ大学の博士課程に進む決心をした。当時すでに日本の医科大学より医学博士を与えられていたので、本来ならば、もう学位はいらない。しかし、渡英二年目をむかえて、ケンブリッジにとどまる決意をした理由は、いくつかある。指導者のベリオス博士に高い、否、今から思えば、過大な評価をいただいていたこと、日本での立場が教授交代に伴って不安定なものになっていたことなどである。ケンブリッジから手ぶらで帰りたくないという思いがあったことも否定はできない。精神科医の同僚にも、お世話になった恩師たちにも、友人や家族たちにも、誰に対しても挨拶のできるような、わかりやすい土産を持ち帰りたかったのかもしれない。

しかし、Ph.D課程に進むにあたって、何らかの建設的な理由があったとすれば、それは、「臨床研究に本気で取り組もう」ということであろう。かつて中途半端な気持ちで着手して、不満足な研究で博士号を得たことには、後味の悪さがのこったから、オーソドックスな臨床研究への敗者復活戦という思いもあった。科学の殿堂のようなこの町で、研究の名に値する本格的なことをやってみたくもあった。そこには、異文化の緊張と不安のなかで暮らすうちに、少々頭がおかしくなっていたことも預かっていたであろう。ともあれ、それは、まだ意気軒昂であった私、三十路にさしかかったばかりのころであった。

その後、苦労して留学を続け、データと書きかけの原稿を持って素寒貧になって帰国した。雪国の温泉町の、熊の出る病院に赴任して、診療が終わってから深夜まで研究室にこもって論文を書き続けた。ついにPh.D目前にこぎつけたとき、私は重大な事実を発見した。それは、「俺は臨床研究には向いてないらしい」ということであった。

迷いながらも、結局、マラソンは完走した。しかし、達成感は得られなかった。六年の歳月を費やし、心血を注いだPh.D研究は、私にさしたる成果をもたらさなかった。むしろ、「自分に似つかわしくないことをやってしまった」という思いだけがのこったのであった。

2　データに隠れて人間が見えない

島崎敏樹は、学生時代に読んだベルナールの『実験医学序説』が「お前はだめだと申しわたす判決書となった」[1]と述べているが、私にとってはケンブリッジの経験が決定的であった。それは、たしかに、「お前はだめだ」という最後通牒を突きつけてくれた。自分は、この不全感を正しく受け止めなければならない。ケンブリッジは、自分を完膚なきまでに打ちのめしてくれた。これは事実だ。事実を知らしめてくれたケンブリッジには、恨みではなく、感謝をもって対さなければならない。しかし、さて、これからどうしよう。この経験から何を学ぼうか。「俺はだめだ」ということの意味を考えてみなければならない。

神経心理学のデータ研究をやってみた経験が無意味なものだったということはないだろう。しかし、生産的であるべき三〇代の貴重な時間を費やした臨床研究は、自分の適性と決定的に齟齬があった。島崎は、「これは大変なことになった。卒業して、どこかの科の医局に入って、なにかのテーマにとりついて『研究』をやってみたところで、それは人と自分をごまかす行為ではないか」[2]と思ったようだが、私にとっても事態は同様であった。ケンブリッジでの留学の成果を土台にして、帰国して神経心理のデータ研究を続けておれば、それなりに人も自分もごまかすことができるであろう。しかし、それは、しょせんごまかしにすぎない。

「人はただ自分の愛するものからだけ学ぶ」[3]とゲーテはいう。自分がある研究からどれだけ多くを学べるかは、対象への思い入れの強さによる。学問の起源たる「哲学」、すなわち、ギリシア語の〈philosophia〉の語義が「知恵」〈sophia〉を「愛する」〈philein〉ことというように、主観的な好悪に依存した概念であることは示唆的である。

臨床医学においては、医療のもつ公共的な役割からして、集団の状況を数字で表現していく必要がある。だから、記述統計が医療の基礎データとなり、臨床医学にとっても出発点になる。そのことは、間違いない。

問題は、今日の臨床医学の御用数学と化した推論統計にあろう。そこでは、確率モデルを前提に、データから対象における未知の要素を推論する。医学の実証研究は、本来仮説検証型であるべきだが、臨床の混沌ゆえの致し方ない事情もあって、結局は、データの出たとこ勝負の探索型研究になりがちである。数値を表計算ソフトから統計ソフトに流し込み、印刷されてきた膨大な結果のなかからアステリスクを探す。混沌とした散布図に強引な回帰直線を引き、「相関は因果ではない」という推論統計の鉄則を知りつつも、結果を好意的に解釈していく。こういう研究に強い関心を抱き続けていける人は、そうすればいい。

それでは、私は、そこから何をまなべるだろうか。表やグラフが見せてくれるのは、高度に抽象化され、実像から乖離した情報である。データ研究の秀才たちの目には、その情報こそ、ダイエットして引き締まった美しい姿に見えるらしい。それに比べれば、診察室の診療記録などは、ノイズとエラーとバイアスに満ちた、贅肉だらけの「脂肪の塊」にすぎないのだという。

しかし、私には、表やグラフは、生身の人間を皮も筋も剥いで、徹底的に削り取って骸骨と化した結果としか思えなかった。骸骨にこそ疾病研究としての意義があるとの主張は、一面では正しいが、それは、私が本来関心を抱いてきたことがらではない。そこに人間の実像がうしなわれていることは、いかんともしがたい。何より、精神科医としての日々の診療から得られる密度の濃い経験と比べれば、いかにも現実味のない、迫真感の薄い、空虚な印象にすぎなかった。私には、数値と表とグラフに隠れて、もう長いこと人間の姿を見ていなかったような気がしていた。

「私の個人主義」[4]において、夏目漱石は、英国での留学を振り返って、次のように述懐している。「私は、下宿の一間のなかで考えました。詰らないと思いました。いくら書物を読んでも腹の足しにはならないのだと諦めました」と。「詰まらない」とは言い過ぎにしても、私自身としては、いくら学術的な研究データを積みかさねてみても、それで「腹の足しにはならない」と思えたことはたしかであった。

もともと「人間の研究」としての精神医学に関心があった私が、いったんは臨床研究、データ研究に挑戦したのは、医学の王道に対してそれなりの敬意を抱いていたからであろう。ケンブリッジの精神科においては多様な研究が行われていたし、データ研究だけではなく人文学的研究も行われていた。歴史的研究、認識論的研究も行われていた。それらもまた精神医学の重要な分野である。しかし、ケンブリッジですら、それらは主流派ではなかった。当然である。ケンブリッジは、史上最多のノーベル賞受賞者を輩出した自然科学の最高峰であり、精神医学もまずは「自然科学の一分野」として行うことが期待されていたのであった。

「クリニカル・サイエンティストとして、あるべき姿を追求せよ」、この厳命のなかで過ごした日々を虚しいものだとは思いたくない。しかし、「皆様のご期待に応えて」何とか、四二・一九五キロを走ったが、ゴールに着いたとたんに、「今後もがんばってくれ」は、ないだろう。自分としては「もういい加減ご勘弁ください」「とにかく腹が減った」というのが正直なところであった。

3　自分の人生をきずく

かつて英国に留学中、一時帰国して、北関東の山間の精神病院に非常勤医として勤めさせていただいたことがあった。そこで旧知の同僚と、意外な再会をした。有名な研究所で分子遺伝学の研究で学位を取得したばかりの秀才、本来、医局でただちにポストを与えられてエリート・コースを歩むはずの彼が、山奥の病院に派遣されているとは驚きであった。「さぞ落胆しているだろう」、私はそう思ったのだが、彼の表情はむしろ意欲と情熱に満ちていた。

「俺に何が出来るか。研究者として出来ることより、臨床家として出来ることのほうが、俺にとっては遥かに大きい。自分にとってやりがいのある道を選んだだけだ。」そうして、彼は、社会復帰事業の構想を滔々とまくしたてた。数年後、彼は、精神科医ばなれした行動力を発揮して、計画を実現させた。彼は、みずからのなかにある事業家気質に素直に従った。ゲーテは、「賢明な人というものは、気を散らすようなことは一切退けて、自分を一つの専門に限定し、一つの専門に通暁するわけだよ」[5]と述べたが、彼などは、まさに自分の持ち味を生かすことに専念した賢明な男であった。

一方、私は、自分を限定することを忘れた愚か者であった。トーマス・マンは、「ある種の人々はどうしたって迷路に踏み込んでしまう。それは、彼らにとってそもそも正道というものがないからである」[6]という。私には、まさに「迷走こそがわが正道」であった。しかし、迷走は、そろそろ終わりにしなければならない。わが「みにくき惑いの年」は、自らの手でピリオドを打たなければならない。島崎は『感情の世界』において、「結局かえるところは自分が生まれた故郷」だというが、私の長い彷徨も、結局は出発点へと回帰したのであった。

若き日の島崎は、「とにかく自分の人生をきずかなくてはどうにもならない」[7]とみずからにいい聞かせた。後年、「弾性的生命力」と題する文章を書いて、若い医師をつぎのように激励している。「宿命は負わされたものだが、運命は自分がつくりだすものである」[8]と。

私自身も、いい加減、自分の人生をきずかなくてはならない。運命は自分が切り開かなければならない。目の前に示された階段を上がることばかりを考えて、自分本来の目的をうしなうようでは、人生を台無しにする。臨床研究の果てしなき論文レースに参戦することは、私自身の内発的な動機に照らしてみれば、むしろ妥協である。かつて、はじめて島崎のいざないによって精神科医になろうと思った私は、素朴に、しかし、真剣な動機で、「生きるとは何か」「感情とは何か」「人間とは何か」を考えようとしていた。人生をかけるつもりで、こういった問題にいどんでみようとしていたのであった。

4　島崎の「十分に生きた人生」

島崎哲は、父敏樹の最期を回顧して、つぎのようにいう。

「自分は十分に生きて、考えていたより上出来の人生だった。満足しているから安心して欲しい。もう休ませて欲しい」、父は最後にこう言っている。[9]

この辞世の言葉は、「私の人生は、ワンダフルだった」と言い残した哲学者ヴィトゲンシュタインを思いおこさせるものがある。生前、評価されていなかったヴィトゲンシュタインほどではないにしても、島崎も、けっしてその真価を理解されていたとはいえない。しかし、島崎自身の実感としては、妥協をゆるさぬ厳しい課題をみずからに課して、それを達成していった、悔いのない人生だったのだろう。

島崎は、『生きるとは何か』の末尾につぎのようにも述べている。

四半世紀ちかく前、まとまった書物として私が最初にかいた一篇が『感情の世界』という表題でこの新書からだされたころは、私のなかに青春のなごりがどれほどかまだ生きていた年代であった。（中略）私自身の気持ちからいうと、二十何年か前に書きあらわしたかったことがらは、今でも変わらずに、書きおきたいテーマとしてふくらみつづけている。

そのテーマは「生きるとは何か」とでもいえるもので、『感情の世界』では、いわば生涯の春の季節にあたる陽光の世界を中心に筆をすすめたが、そのうち、四季すべてをつくした広い視界で「ひとの生涯」をえがきたいと思うようになった。つまり生涯の幕あけから結びまでの「生きることの意味」である。[10]

島崎の生涯を振り返ると、その歩みの首尾一貫した逞しさに強い印象を受ける。四半世紀の著作活動のなかで、島崎は、テーマもそれを見据える視座も、いささかもゆるがせることはなかった。青春のなごりの時期から生涯の結びの時期まで、「人間とは何か」「生きるとは何か」「生涯とは何か」を強い意志をもって追求した。島崎哲は、「自分の仕事に自分で結末をつけ、偶然かもしれないが、自分の人生をもそれに合わせて幕を引いてしまう、本当に父らしい一生だったと思う」と回想している。それは、いささか潔さがすぎたけれども、しかし、堂々とした誇らしい人生であったことは間違いない。

島崎は、風貌も文章も繊細そのものであり、妥協をゆるさぬ激しい人生を送った人物とは到底見えない。しかし、島崎の著作を連続して読んでみると、太い二の腕で荒野を独力で開拓する農夫のイメージすら浮かんでくる。少なくともアカデミズムからの評価は、人生の第一の目的ではなかったようである。

日本の学界にとって、問題は「考えること」ではなくて、「考えたもの」にあることが多いのでした。だから日本には学問が育たないのだ、というべきでしょうか[11]。

学会の発表で毎年めだつものがないのは、学会というものが各発表のめだたぬことを本性必要とし、それを要請するからだと私は思う。学会というものが生きるためには、学会の学的内容に個別的に光ったもののめだったものがあってはいけないのである[12]。

島崎は、このように、学界や学会というものを冷静な目で見ていた。島崎の問題は「考えること」にあり、すでに人が考えついた結果の、出来合いの知識体系をさらに読破することではなかった。ショーペンハウエルは、「学者とは書物を読破した人、思想家、天才とは人類の蒙を開き、その前進を促す者で、世界という書物を直接読破した人のことである」[13]と述べている。島崎は、精神医学を読破した人ではなく、人間という書物を直接読破した人であった。

島崎の孤高の歩みは、「学界的価値」とは別のところで、精神的な価値を追求したものというべきだろう。「頭脳のまずしさということにおいて日本での学問は育ったのだといいなおしてもよいのではないかと思います」[14]という島崎は、自分の生涯を学界的基準で測られることをもとめなかった。教え子の宮坂松衛は、「先生は都会人の大正リベラリストとして、他に求めず、自分に厳しい端正な生き方を好まれ、それを見事に通されたのだと思う」[15]と述懐している。

島崎の著作に描かれた人間たちは、みずからの個性を極限まで発揮しようとしている。それは、環境という名のすべてを平準化する濁流にあらがう、人格としての個の価値の主張である。島崎自身がそうであったように、みずからの個性に生きる妥協のない生き方は、見る者の胸を打つものがある。島崎の描いた人間たちが真剣にみずからの生涯を生きたように、島崎自身も人生に対する真剣勝負をいどんだ。

著作のなかで島崎は、いきいきと人間について語る。島崎くらい、人間の多様性に畏敬の念を抱き、新鮮な驚きと謙虚な姿勢とをもち続けた精神科医はいない。島崎の純粋無垢な関心こそ、私のような後進の者にとって勇気の源である。

この溌剌とした存在こそ、私に人の心を見つめる仕事の尊さを教えてくれた人であった。私をして精神科医が真に人生をかけるに足る仕事であることを確信させた人であった。

5　一生を棒にふって「人間の研究」へ

私にとって、人間に対する興味は、抑え難い。人生に対する関心は、その他のすべてを犠牲にしてもかまわないと思えるほどである。表計算ソフトに数値をインプットしていた日々は、私の本来の生への渇望をかえってかき立てたようであった。

ドストエフスキーは、兄ミハイルに宛てて、つぎのような書簡を送っている。

「人間は、秘密の存在です。この秘密を解かなくてはなりません。一生をこの秘密に費やしたとしても、時間を無駄にしたとはいえない。僕は、そういう秘密に取り組んでいるのです」[16]

さらにまた、『カラマーゾフの兄弟』においては、登場人物のイワンにつぎのようにいわせている。

「どんな幻滅にも、人生に対するどんな嫌悪にも、俺の若さが打ち克つだろうよ。俺は自分に何度も問いかけてみた。俺の内部のこの狂おしい、不謹慎とさえいえるかもしれぬような人生への渇望を打ち負かすほどの絶望が、はたしてこの世界にあるだろうか。」[17]

私は、自分のなかにもイワンの血の騒ぎを感じる。あるいは、ドストエフスキー同様に、一生を人間への関心のために費やしても、時間を無駄にすることになるとは思えない。

さいわい、「人間」を生涯のテーマにすえるとすれば、今の私の立場くらい恵まれたものはない。精神科医は、仕事柄、大会社の社長や大富豪の一族から生活保護受給者やホームレスまで、すべての社会階層の人々とあいまみえる。職業も、サラリーマン、教師、医師、弁護士、ＯＬから、風俗嬢やヤクザまですべてである。精神科医の診療は、単なる医療技術の応用ではない。そこでは、患者のみならず、治療者側の人格もすべて裸にされるような、激しい感情のやり取りが発生する。

私の場合、通常の診療にくわえて、ときおり司法機関から頼まれて、刑事精神鑑定も行う。検察庁の一室で私が待っていると、両側を屈強な警察官にはさまれて被疑者が連れてこられる。彼らは、人殺し、強姦男、放火魔など、まず、普通の善良な市民ではお目にかかることの出来ない人物ばかりである。病気をいつわる知能犯と相対することになれば、丁々発止の高度な心理戦争をみずから仕掛けていかねばならない。証人として法廷で証言台に立たされれば、学会のおよそ緊張を欠いた質疑などとは比較にならない、厳しいやり取りに巻き込まれる。判事、検事、弁護士など、最難関を突破したインテリに対して、彼らの誘導尋問の攻勢に耐えつつ、精神医学の知識を総動員して自説の防御をしなければならない。いったい、これらの試練の数々を人間の研究の機会と考えずに、何が人間の研究であろうか。

学界の知的コンフォーミティを一歩離れてしまえば、精神科医の同僚たちは人間に対するいきいきとした関心を失わない人たちである。精神科医仲間は、職業柄、「何事も臨床の勉強」としてとらえる寛大な雰囲気がある。患者のなかには、アンダーグラウンドの住人もいる。こういう人から仕入れた裏業界の知識などは、もちろん患者の個人情報はあかさないけれども、酒席での格好の話題になる。世間の通常の価値観ではマイナスの価値のなかにも美しいものを見出そうとするし、そのような逆説家を深みのある人間通として尊重する雰囲気もある。通常の社会的秩序の彼岸に立っているというポーズをとることに、一種の美意識を感じる人も少なくない。

臨床医としては、通常の社会規範にとらわれていては仕事にならない場合もある。排他的な倫理観を捨てて、人間の森羅万象をとりあえずは受け入れる姿勢をもつことを強いられる。しかし、そういう状況に追い込まれて何年も経歴を重ねてみると、かつてであれば嫌悪感しか感じなかったような対象に、むしろ、人間的な魅力を見出せることもある。臨床経験が認識を変え、視野を広げ、人間としての成長を実感させてくれるのである。

私にとって、島崎敏樹とは何か。それは、精神医学を通して人生の味わいをまったくちがったものにしてくれた人ということである。人間の見方の根本を変えてくれ、何よりも人生への関与こそ最高の価値であることを教えてくれた。

私は、高村光太郎の「冬の言葉」という詩のなかの、つぎの言葉を思い出す。

冬は鉄しきを打って又叫ぶ、
一生を棒にふって人生に関与せよと。[18]

「人間の研究」、それは、島崎がそれによってアカデミズムから去らざるをえなかったように、制度化の進んだ学界においては、「学問ではない」といわれるかもしれない。それも一理ある。しかし、私自身は、「人生に関与せよ」との命に従って、一生を棒に振って「人間の研究」に関与しようと思う。島崎敏樹自身が、そうやって一生を棒に振ったように、私もまた、同じく茨の道を、誇りをもって、歩んでみようと思う。

［文献］

1 島崎敏樹『心の四季』（読売新聞社、一九七〇）一六頁
2 前掲1参照、一六頁
3 エッカーマン（山下肇訳）『ゲーテとの対話・上』（岩波書店、一九六八）二〇二頁
4 夏目漱石「私の個人主義」（三好行雄編集『漱石文明論集』岩波書店、一九八六）一一四頁
5 前掲3参照、一〇九頁
6 トーマス・マン（高橋義孝訳）『トニオ・クレーゲル　ヴェニスに死す』（新潮社、一九六七）八八頁
7 前掲1参照、一九頁
8 島崎敏樹「弾性的生命力」（『精神医学』九（一）：二―三頁、一九六七）三頁
9 島崎哲「父晩年のこと」（島崎敏樹先生追悼文集刊行編集委員会編集『心で見る生涯――島崎敏樹先生追悼文集』、四九―五〇頁、東京医科歯科大学精神医学教室、一九七七）五〇頁
10 島崎敏樹『生きるとは何か』（岩波書店、一九七四）二一三頁
11 島崎敏樹『病める人間像』（講談社文庫、一九七七）九四頁
12 島崎敏樹「学会の祭り」（『精神医学』七（九）：七六〇―七六一頁、一九六五）七六〇頁

13 ショーペンハウエル（斎藤忍随訳）『読書について 他二篇』（岩波書店、一九八三）七頁
14 前掲11参照、九四頁
15 宮坂松衛「島崎先生の思い出」（島崎敏樹先生追悼文集刊行編集委員会編集『心で見る生涯——島崎敏樹先生追悼文集』、一二三—一二六頁、東京医科歯科大学精神医学教室、一九七七）一二四頁
16 ドストエフスキー「一八三九年八月一六日付け、兄ミハイル宛のフョードル・ドストエフスキーの書簡」（井桁貞義訳）『ドストエフスキイ』（清水書院、一九八九）
17 ドストエフスキー（原卓也訳）『カラマーゾフ兄弟・上』（新潮社、一九七八）四四〇頁
18 高村光太郎『高村光太郎詩集』（岩波書店、一九五五）

あとがき

島崎敏樹の足跡とその精神医学への影響を、中堅の一精神科医の立場から考えてみました。

本書では、やむをえず精神病理学の理屈にも触れました。それは、一般読者の皆様には少々晦渋にすぎたかもしれません。島崎の学問的業績としてもっとも重要なものが「精神分裂病（統合失調症）の精神病理」、つまり「病める人の心を読む」というものだったからです（第II章　五．人格の自律性について）。また、島崎後の精神医学を回顧することも必要でした。島崎自身が生涯を通して確立しようとした精神病理学という学問が、その後、どのように変遷していったか、それは私自身が斯学の学徒のつもりでおりますので、多少の責任意識をもって記しました（第IV章　一．精神病理学の夜明け）。以上の二箇所は専門的でしたので、一般読者の方は後回しにしていただいたほうがよかったかもしれません。

私は夢をもってこの世界に飛び込んで、今年(平成一八年)で二〇年目になります。「なかなか思うようにいかない」と思うことも少なくありませんでした。メディカル・サイエンスとしての掣肘、グローバル・スタンダードの大波、そして、なにより危険なこととして、精神科医である私自身が「この仕事をやって、一体何の意味がある」と思うことさえあったのです。絶望に打ちひしがれた人に対して、「生きていくことの意味を一緒にもう一度考えてみましょう」と促すのが私たちの仕事です。しかし、ほかならぬ私自身が精神科医として生きていくことの意味、自身の人間としての姿、人生の価値を見失って、当惑してしまうこともありました。

こういうときに私は、自分の原点に返りたいと思いました。

本書の執筆を通して、島崎敏樹の足跡、その後の精神病理学の流れ、私自身の臨床家としての経験、そういったものをふりかえることができました。今は、長い旅を終えたような、充実した疲労感を感じています。

私は、わかってきました。精神科医という職業は、知的で、クリエイティブで、真に人生を賭けるに足る仕事なのだということを。私自身は全然その域に達していないのに、そう考えるようになってきました。それは、私たちの先達のなかに、まさに知的で、クリエイティブで、ロマンに満ちた仕事をした人がいたからです。私にこのような確信を与えてくれた多くの精神科医たちのなかでも、島崎敏樹は傑出した存在でした。

今の私は、精神科医であることに日々幸福を感じています。この仕事をさせていただいたおかげで、充実した人生を送らせていただいている、そんなふうに思います。自身の非才ぶりに失望することはあっても、精神科医という職業のスケールに失望することはなくなりました。

本書を執筆中の私に、思わぬところで本郷の順天堂医院転勤の話が飛び込んできました。平成一八年四月から、私は、かつて島崎敏樹が診療を行っていた御茶ノ水の地で、島崎敏樹の勤務地の隣のビルで外来をやっています。御茶ノ水橋、聖橋、神田川、駿河台…、かつて、島崎敏樹の眺めたのと同じ風景を毎日横目で見ながら、この坂の多い街で生きています。

御茶ノ水にて

井原　裕

【筆者略歴】
井原　裕（いはら ひろし）

1962年鎌倉に生まれる。東北大学医学部卒業。自治医科大学大学院修了（医学博士）。ケンブリッジ大学大学院留学。G.E.Berrios博士の下で医史学・神経心理学の研究に従事。"Dysexecutive Syndrome in Clinical Psychiatry"（Department of Psychiatry, University of Cambridge）にて、Ph.D.修得。国立療養所南花巻病院を経て、2002年より順天堂大学医学部精神医学教室（新井平伊主任教授）に在籍。現在、同講師。刑事・民事精神鑑定多数。専攻は、精神病理学、司法精神医学。

〈著書〉『現代精神医学の20年』（星和書店、1995、分担執筆）、『現代の病「うつ」と「もの忘れ」』（学生社、2006、分担執筆）、『きれやすい若者たち一思春期の心のケア』（財団法人順天堂精神医学研究所、2003）。主な論文に、「精神科臨床における法と倫理の峻別一法的パターナリズムと官僚主義」（第一回精神科治療学賞優秀賞受賞）

精神科医 島崎敏樹一人間の学の誕生一　〔検印省略〕

2006年11月20日　初 版 第1刷発行　＊定価はカバーに表示してあります

著者©井原裕　発行者 下田勝司　印刷・製本／中央精版印刷

東京都文京区向丘1-20-6　郵便振替00110-6-37828
〒113-0023　TEL（03）3818-5521　FAX（03）3818-5514
発行所 株式会社 東信堂

Published by TOSHINDO PUBLISHING CO., LTD
1-20-6, Mukougaoka, Bunkyo-ku, Tokyo, 1130-0023, Japan
E-mail：tk203444@fsinet.or.jp

ISBN4-88713-717-6　C3010　©Hiroshi IHARA

東信堂

グローバル化と知的様式 ―社会科学方法論についての七つのエッセー―	J・ガルトゥング 矢澤修次郎・大重光太郎訳	二八〇〇円
社会階層と集団形成の変容 ―集合行為と「物象化」のメカニズム―	丹辺宣彦	六五〇〇円
世界システムの新世紀 ―グローバル化とマレーシア―	山田信行	三六〇〇円
階級・ジェンダー・再生産 ―現代資本主義社会の存続メカニズム―	橋本健二	三二〇〇円
現代日本の階級構造 ―理論・方法・計量分析―	橋本健二	四五〇〇円
ボランティア活動の論理 ―阪神・淡路大震災からサブシステンス社会へ―	西山志保	三八〇〇円
記憶の不確定性 ―社会学的探求―	松浦雄介	二五〇〇円
日常という審級 ―アルフレッド・シュッツにおける他者・リアリティ・超越―	李晟台	三六〇〇円
イギリスにおける住居管理 ―オクタヴィア・ヒルからサッチャーへ―	中島明子	七四五三円
人は住むためにいかに闘ってきたか 〔新装版〕欧米住宅物語	早川和男	二〇〇〇円
〔居住福祉ブックレット〕		
居住福祉資源発見の旅 ：新しい福祉空間、懐かしい癒しの場	早川和男	七〇〇円
どこへ行く住宅政策 ：進む市場化、なくなる居住のセーフティネット	本間義人	七〇〇円
漢字の語源にみる居住福祉の思想	李桓	七〇〇円
日本の居住政策と障害をもつ人	大本圭野	七〇〇円
障害者・高齢者と麦の郷のこころ ：住民、そして地域とともに	伊藤静美・田中秀樹・加藤直人	七〇〇円
地場工務店とともに：健康住宅普及への途	山本里見	七〇〇円
子どもの道くさ	水月昭道	七〇〇円
居住福祉法学の構想	吉田邦彦	七〇〇円
奈良町の暮らしと福祉：市民主体のまちづくり	黒田睦子	七〇〇円
精神科医がめざす近隣力再建 ：進む「子育て」砂漠化、はびこる「付き合い拒否」症候群	中澤正夫	七〇〇円
住むことは生きること ：鳥取県西部地震と住宅再建支援	片山善博	七〇〇円

〒113-0023 東京都文京区向丘1-20-6 TEL 03-3818-5521 FAX 03-3818-5514 振替 00110-6-37828
Email tk203444@fsinet.or.jp URL: http://www.toshindo-pub.com/

※定価：表示価格（本体）＋税

東信堂

〒113-0023 東京都文京区向丘1-20-6　5TEL 03-3818-5521 FAX 03-3818-5514 振替 00110-6-37828
Email tk203444@fsinet.or.jp　URL: http://www.toshindo-pub.com/

※定価：表示価格（本体）＋税